DE L'ABLATION

CURATIVE

DES LOUPES, LIPOMES

ET TUMEURS ANALOGUES,

SANS OPÉRATION SANGLANTE.

PAR M. A. LEGRAND,

Docteur en médecine de la faculté de Paris; Chevalier de la Légion d'honneur ; ancien médecin du Bureau de Bienfaisance et membre fondateur de la Société médicale du dixième arrondissement, membre correspondant de l'Académie impériale de médecine de Saint-Pétersbourg et des Académies et Sociétés de médecine de Nancy, Montpellier, Lyon, Dijon, Strasbourg, Amiens, Nantes, Metz, Clermont-Ferrand et Tours.

DEUXIÈME ÉDITION

Augmentée de nouvelles considérations sur l'érysipèle et d'un mémoire sur la *Cautérisation circulaire.*

Nasci autem hujus generis tumores ex obstructionibus quibusdam vel in glandulis, vel in pinguetudine, in plerisque fere omnibus corporis partibus advertuntur et comprimis etiam in capite, facie et collo, *ubi mirificam sæpe deformitatem concitare solent !*
L. HEISTER. — *Institutiones chirurgicæ*

PARIS,

J.-B. BAILLIÈRE ET FILS,

LIBRAIRES DE L'ACADÉMIE IMPÉRIALE DE MÉDECINE.
Rue Hautefeuille, 19.
1857

DE L'ABLATION

DES LOUPES, LIPOMES.

PARIS. IMPRIMERIE DE MOQUET, RUE DE LA HARPE, 92

DE L'ABLATION

CURATIVE

DES LOUPES, LIPOMES

ET TUMEURS ANALOGUES,

SANS OPÉRATION SANGLANTE.

Par M. A. LEGRAND,

Docteur en médecine de la faculté de Paris ; Chevalier de la Légion d'honneur ; ancien médecin du Bureau de Bienfaisance et membre fondateur de la Société médicale du dixième arrondissement, membre correspondant de l'Académie impériale de médecine de Saint-Pétersbourg et des Académies et Sociétés de médecine de Nancy, Montpellier, Lyon, Dijon, Strasbourg, Amiens, Nantes. Metz, Clermont-Ferrand et Tours.

DEUXIÈME ÉDITION

Augmentée de nouvelles considérations sur l'érysipèle et d'un Mémoire sur la *Cautérisation circulaire*.

Nasci autem hujus generis tumores ex obstructionibus quibusdam vel in glandulis, vel in pinguetudine, in plerisque fere omnibus corporis partibus advertuntur et comprimis etiam in capite, facie et collo, *ubi mirificam sæpe deformitatem concitare solent !*
L. HEISTER. — *Institutiones chirurgicæ.*

PARIS,

J.-B. BAILLIÈRE ET FILS,

LIBRAIRES DE L'ACADÉMIE IMPÉRIALE DE MÉDECINE,

Rue Hautefeuille, 19.

1857

AVANT-PROPOS.

(Note communiquée à l'Académie des Sciences, dans sa séance
du 27 octobre 1856).

J'ai exposé dans *l'avant-propos* de la première édition de
ce mémoire, dont j'avais eu l'honneur de lire un extrait (1)
devant l'*Académie des sciences* (séance du 19 juillet 1850),
les motifs qui m'avaient engagé à n'en pas retarder davantage
la publication. Ils étaient surtout dictés par des considérations
d'humanité ; j'y signalai, en effet, les dangers qu'il y avait à
laisser les *loupes*, les *lipômes* acquérir des proportions considérables ; car, dans ces conditions, l'ablation, même par les
caustiques, devient plus difficile tout en restant exempte de
dangers. Je n'y reviendrai pas ; ni sur la possibilité que ces
tumeurs s'ulcèrent ou qu'elles transpercent les os sur lesquels
elles reposent. Je préfère signaler, dans cette seconde édition,
un nouveau danger de l'emploi du bistouri! C'est qu'en effet,
depuis la première publication de mon mémoire, deux faits
considérables, au point de vue de la pratique chirurgicale, se
sont produits dans mon service de vérification des décès, à
des époques qu'il est inutile d'indiquer, mais assez rapprochées l'une de l'autre pour qu'ils aient attiré toute mon attention. Qu'il me soit permis de les rapporter ici, avec la réserve

(1) Voyez Comptes-rendus des séances, t. XXXI, p. 78.

que me commandent les convenances sociales et confrater-
nelles.

Obs. I. J'ai constaté le décès de M. le *** de ***, décédé le...,
du mois de... 18...; cet individu, âgé de cinquante-cinq à soixante ans, d'une excellente constitution, vit, sans cause bien
appréciable, survenir dans l'aisselle un phlegmon qui acquit
rapidement, malgré la médication émolliente mise en usage,
des proportions considérables. Le médecin ordinaire et le chirurgien qui fut appelé en consultation s'accordèrent facilement
pour qu'il fût immédiatement procédé à l'ouverture de l'abcès,
et cette opération fut pratiquée dix-sept jours avant la mort.
Tout se passa d'abord aussi régulièrement et aussi simplement
que possible, et après une suppuration dont l'abondance fut
en raison des proportions de l'abcès, elle commençait à se
tarir, quand M*** eut inopinément quelques nausées, éprouva
à plusieurs reprises des frissons peu prolongés, mais rappro-
chés, et on vit en même temps les bords de la solution de continuité produite par le bistouri s'animer d'une rougeur insolite,
qui s'étendit rapidement à toute l'aisselle et à la poitrine. En
même temps que l'érysipèle naissait, la suppuration s'arrêtait
et la fièvre s'allumait. La médication la plus énergique ne
réussit point à enrayer la marche rapide de la maladie ; il se
manifesta bientôt des symptômes d'infection purulente, et en
deux jours l'érysipèle, compliqué de cette fâcheuse condition,
enlevait un homme qui, d'après son âge peu avancé et sa bonne
santé habituelle, devait compter sur plusieurs années d'existence.

Je dois ajouter, afin qu'on ne se méprenne pas sur le but
tout scientifique de cette note, que si j'eusse été appelé, j'eusse
aussi ouvert l'abcès de M*** à l'aide du bistouri, et que deux
ou trois jours après [la constatation de son décès, ayant été
consulté pour un abcès du doigt (*mal d'aventure*), je n'hésitai
point à me servir de l'instrument tranchant.
J'hésiterais peut-être aujourd'hui !
C'est que peu de jours après la mort de M. de ***, je me suis
trouvé en présence d'un événement tout à fait semblable, dont
je vais, comme du premier, donner une relation fort succincte ;
car c'est un devoir de ma position d'apporter toujours une très

grande réserve dans les questions que je fais, pour m'éclairer
sur la véritable cause de la mort.

Obs. II. Le .. du mois de ... 18.., j'eus donc à constater un
second décès, survenu dans des circonstances tout à fait identiques à celles qui ont précédé la mort du sujet de l'observation précédente. Cette fois ce fut sur un enfant de six semaines,
chez lequel, dans les premiers jours du second mois de sa naissance, il survint plusieurs furoncles. L'un d'eux, situé sur un
des membres pelviens, ayant acquis un volume considérable,
on appela un chirurgien qui, à l'aide de deux coups de bistouri
habilement donnés, le fendit en quatre. Il s'échappa un flot
de pus de bonne nature, et il s'établit une suppuration abondante qui ne parut pas beaucoup fatiguer l'enfant, qui continua
de bien teter, quand, *dix jours après l'opération*, il se manifesta un érysipèle, qui eut aussi les bords de l'incision pour
point de départ et qui s'étendit de suite sur le furoncle, qui
ne suppurait presque plus. Cette inflammation affectant bientôt
la forme erratique, qu'elle prend si facilement chez les enfants,
fut cause de la mort qui survint trente-six heures après le moment de son début.

Le chirurgien qui avait donné le coup de bistouri avoua
que c'était le second fait de cette nature qu'il avait eu l'occasion
d'observer.

Maintenant, qu'on soit médecin ou chirurgien, qu'on aime
ou qu'on redoute l'action expéditive du bistouri, on sera toujours obligé de reconnaître que si ces deux abcès n'avaient
point été ouverts à l'aide de l'instrument tranchant, il ne serait
certainement pas survenu d'érysipèle, et probablement les deux
décès que j'ai constatés n'auraient pas eu lieu. On doit d'autant
plus le regretter, qu'il existe, pour donner issue à la suppuration, quelle que soit la nature du foyer où elle se développe,
une méthode un peu moins rapide sans doute, mais bien moins
effrayante, moins douloureuse et surtout ne produisant jamais
l'érysipèle : *c'est l'emploi de la potasse caustique !* J'en ai fait
depuis quelque temps de nombreuses applications, qui toutes
ont été plus heureuses les unes que les autres : qu'il me soit
permis de relater ici les plus saillantes.

Obs. III. Je fus consulté le 21 mai 1856 par la femme de chambre (trente ans, tempérament lymphatique) de Mme de B..., pour un abcès qui s'était développé dans l'aisselle gauche. Il était déjà fluctuant, s'accompagnait de beaucoup de rougeur, de douleur, de sensibilité au toucher, et rendait les mouvements du bras fort pénibles et fort difficiles. J'appliquai immédiatement (vers quatre heures de l'après-midi), avec les précautions convenables et au centre de la tumeur, un petit morceau de potasse caustique. Dès le lendemain matin, après une bonne nuit, bien différente des précédentes : diminution de la sensibilité, disparution de la rougeur et de la douleur, possibilité de remuer le bras ; cataplasme émollient. Le 24, chute de l'escharre, précédé de l'écoulement d'un peu de pus. Le 26, il ne reste plus qu'un léger engorgement passif, que j'abandonne à lui-même et qui ne tarde point à se dissiper.

Obs. IV. Une jeune femme, âgée de vingt-cinq à vingt-six ans, jouissant de la plus brillante santé, voit survenir dans le creux de l'aisselle droite un abcès qu'elle traite par les cataplasmes émollients. Après plusieurs jours de souffrance, plusieurs nuits passées sans sommeil, il s'ouvre spontanément, ce qui ne l'empêche pas de la faire souffrir encore, et ce n'est qu'après quinze jours de cet état qu'elle peut se croire entièrement débarrassée. Mais après un intervalle de dix ou douze jours, développement d'un nouvel abcès. Encouragée par ce qui s'était passé chez son mari, que j'avais rapidement guéri, à l'aide de la potasse caustique, de deux abcès venus successivement à la marge de l'anus, elle me vient trouver le 30 juillet dernier, et, sans attendre qu'il y ait une fluctuation évidente, j'applique un petit cautère au centre de la tumeur. Elle continue de souffrir le 31 ; mais le 1er août, après une bonne nuit, un petit flot de pus se fait jour autour de l'escharre et elle cesse de souffrir : celui-ci tombe le surlendemain, et dès ce moment sa guérison s'opère rapidement.

Voici aujourd'hui (15 octobre) de cela deux mois et demi, et il n'est survenu aucun nouvel abcès.

Certes, je ne viens pas prétendre que si ces deux abcès eussent été, au moment opportun, ouverts par le bistouri, les deux malades eussent nécessairement succombé ; mais je crois pouvoir soutenir que l'instrument tranchant n'eût pas donné un résultat plus heureux, ni plus rapidement obtenu.

L'observation suivante sera, je crois, une démonstration

péremptoire de la supériorité du cautère potentiel sur le bistouri, pour ouvrir certains abcès.

Obs. V. La femme Lebiet, blanchisseuse, vint me consulter, le 8 août 1855, pour un abcès qui contournait l'articulation de la première phalange du pouce avec le premier métacarpien. Le pus avait commencé à se faire jour sous la peau, à la face interne de la main, et un coup de bistouri peu douloureux lui donna facilement issue ; mais le lendemain il fut évident qu'il venait d'un foyer situé plus profondément. En effet, toute l'articulation métacarpo-phalangienne était fort douloureuse, et on sentait de la fluctuation à la face dorsale de la main. C'est alors (10 août) que j'appliquai un petit cautère en dedans et au dessus de l'articulation. Cette première application fut suivie d'un très grand soulagement, mais qui ne dura que deux ou trois jours. Le 15, l'articulation était redevenue aussi douloureuse, et on sentait de nouveau de la fluctuation, toujours au dessus, mais en dehors de l'articulation. Second cautère sur le bord radial de la main, toujours au dessus de la même articulation. Celui-ci fut suivi de la disparution de toute douleur et de l'issue du pus par cette nouvelle voie, ainsi bientôt que par le premier cautère ; aussi, dès ce moment, la guérison marcha-t-elle rapidement. Elle fut, de plus, radicale; car la femme Lebiet n'a depuis ressenti aucune gêne dans les mouvements du pouce.

Je ne crois pas que le bistouri, même habilement manié, eût pu faire mieux, ni agir plus promptement : manié par une main inexpérimentée, il aurait pu pénétrer dans l'articulation !

Je puis fournir un exemple personnel des avantages que je crois exister en faveur de la potasse caustique sur le bistouri pour ouvrir les abcès, d'autant mieux qu'en ayant eu assez fréquemment, tantôt je les avais laissés s'ouvrir spontanément, tantôt j'avais eu recours au bistouri, et, en dernier lieu, à la potasse caustique ; et je déclare que tout ce que j'ai soigneusement observé sur moi plaide en faveur de ce dernier moyen.

Obs. VI. A la suite d'un voyage rapide et de deux nuits passées en chemin de fer pour aller voir un malade dans le fond de la Normandie, il me survint, au centre de la joue gauche, *un petit bouton* à sommet très pointu, à base dure, rouge et douloureuse. Je ne me fis point illusion, et je compris que j'allais avoir à subir un de ces furoncles auxquels j'étais surtout sujet quand j'étais jeune. En effet, l'inflammation prit de l'extension et la joue ne tarda pas à être envahie tout entière. La douleur était vive, surtout quand je voulais parler et quand je voulais manger ; et puis ce qui m'inquiétait, c'était de voir l'inflammation phlegmoneuse prendre de l'extension, sans que le point qui occupait le sommet du furoncle fournît aucune suppuration. Alors j'appliquai sur ce point, limité dans un morceau de diachylon, que j'avais percé d'un très petit trou, un morceau de potasse caustique gros comme une tête d'épingle, et que je maintins appliqué à l'aide d'un autre morceau de diachylon. La douleur, qui se confondit avec celle que me faisait éprouver le furoncle, dura un quart d'heure, puis ce fut un calme complet : la joue était presque désenflée, n'était plus rouge, n'était plus douloureuse ; il y avait seulement à son centre un point noir d'un millimètre environ de diamètre. Quarante-huit heures après cette application, je recommençai à souffrir ; mais c'était une douleur pulsative et très limitée. J'enfonçai dans l'escharre la pointe d'une lancette à vaccin et donnai ainsi issue, sans avoir ressenti la moindre douleur, à deux ou trois gouttes de pus, et je fus encore immédiatement soulagé. Cet écoulement continua les jours suivants, mais très peu abondant ; l'escharre ne tarda point à tomber et laissa voir une cavité assez profonde, qui ne permettait pas de douter de l'extension qu'avait prise le travail inflammatoire, subitement réprimé par l'action de la potasse caustique, puisqu'il n'y eut aucun phénomène de mortification, pas de *bourbillon* par conséquent. La petite plaie circulaire qui succéda à la chute de l'escharre continua de suinter pendant quelques jours, et j'eus le soin, pour favoriser sa cicatrisation, de la toucher à plusieurs reprises avec le crayon de nitrate d'argent, ce qui m'a procuré une cicatrice que couvrirait la tête d'une épingle, un peu plus blanche que la peau, mais qu'en définitive on ne trouve qu'en la cherchant.

L'observation suivante, qui terminera cette note introductive, sera un fait de plus en faveur de cette opinion, qu'on a pu déjà déduire des observations précédentes et que je formule dans le cours de mon mémoire ; à savoir : que la potasse caustique jouissant de propriétés hyposthéniques, pourra être employée pour ouvrir les abcès sans qu'on ait jamais à redouter le développement de l'érysipèle, puisqu'ainsi qu'on va le voir de nouveau et que je le démontrerai encore mieux plus tard, cet agent éteint les inflammations érysipèlateuses et les phlegmasies qui la compliquent si souvent.

Obs. VII. Le nommé Joseph Vela, âgé de trente-un ans, commissionnaire, d'une bonne et forte constitution, d'un tempérament sanguin, n'avait jamais eu d'autre maladie que la variole, dont il porte les stigmates, et à une époque si peu avancée de sa vie qu'il n'en a conservé aucun souvenir, quand il vint me consulter, le 30 septembre 1854, pour une petite rougeur qui lui était survenue sur le dos de la main. Je diagnostiquai un érysipèle et je recherchai avec soin si, vu la profession de Joseph, il ne portait pas quelque trace de blessure, si légère qu'elle fût. Je n'en pus découvrir, et le malade m'affirma qu'il était certain de ne s'en être fait aucune depuis longtemps. Comme il n'y avait point eu de symptômes prodomiques et qu'il n'existait aucune réaction fébrile, je me contentai de prescrire des lotions avec l'infusion de fleurs de sureau.

Mais le 2 octobre suivant, après une nuit fort agitée, après avoir éprouvé l'avant-veille et la veille, pendant toute la journée, des frissons prolongés et des nausées, Joseph vint me revoir. Cette fois, je lui trouvai de la fièvre (104 à 106 pulsations), et la cause de cet ensemble de symptômes ne fut pas difficile à découvrir : la rougeur observée le 30 s'était étendue sur tout le dos de la main, avait gagné le bras et s'accompagnait de chaleur, de tension ; et au centre de la face dorsale de la main, il existait une tuméfaction marquée, avec une grande sensibilité au toucher. Je diagnostiquai donc un érysipèle phlegmoneux idiopathique, dont il était important de suspendre le cours, si on ne voulait pas voir la suppuration causer les plus grands désordres en s'introduisant dans toutes les gaînes des tendons.

C'est dans ce but que j'appliquai immédiatement sur le point le plus préominent, et avec les précautions convenables pour assurer son action en profondeur, un morceau de potasse caustique gros comme un petit pois. — La douleur fut peu vive et se confondit avec celle que causait le phlegmon ; mais dès le lendemain (3 octobre) la main, déjà moins tuméfiée, était en grande partie dérougie et apparaissait bien moins douloureuse au toucher ; le malade avait un peu dormi et son pouls était tombé à 94 pulsations. De ce moment je fis appliquer des cataplasmes très humides, peu chauds, qui eussent été tout à

fait inefficaces avant l'application du cautère. — 4 octobre.
L'amélioration a fait de nouveaux progrès : la main a repris
sa coloration normale; elle est complétement désenflée. —5 octobre. La suppuration commence à se faire jour autour de
l'escharre.—6 octobre. L'escharre est tombée; une suppuration
facile, provenant d'une assez grande profondeur (m. 0,015,
celle à laquelle a pénétré la potasse caustique), amène rapidement un dégorgement considérable. Une phlyctène existant
autour de l'escharre démontre que l'inflammation avait été assez
active pour désorganiser l'épiderme. — La santé générale est
complétement rétablie.

8 octobre. Le dégorgement continue de s'opérer, et l'on voit
que la suppuration vient des parties les plus profondes. La
motilité commence à revenir pour les doigts, où elle avait été
entièrement abolie. Le poignet est presque revenu au volume
normal. — Absence absolue de fièvre. Santé générale excellente. —12 octobre. L'amélioration a fait de nouveau progrès;
l'excavation produite par la potasse caustique, et qui avait évidemment atteint une des cavités articulaires des os du méta-
carpe, commence à se combler. —15 octobre. Le dégorgement est complet; la main et le poignet ont repris leur volume
normal; il n'existe plus aucune sensibilité, et l'excavation se
comble de jour en jour. Joseph, qui déjà remuait les doigts
depuis deux ou trois jours, commence à les plier, ce qu'il peut
faire sans exciter aucune douleur; on n'en excite pas davantage
quand on les ploie de force; car ils n'ont pas encore repris
leur souplesse primitive. 20 octobre. Joseph continue d'aller
de mieux en mieux ; l'excavation produite diminue de jour
en jour, et les doigts sont facilement fléchis. — Le temps a
ensuite rendu à la main et aux doigts leur première liberté :
résultat, à mon sens, fort remarquable, qui était obtenu à la
fin de ce même mois et vingt-six jours après l'application du
caustique.

Je ne crains pas de proclamer que je doute qu'on eût obtenu
avec le bistouri, aussi facilement, aussi rapidement, une issue
aussi heureuse.

DE L'ABLATION CURATIVE

DES

LOUPES, LIPOMES ET TUMEURS ANALOGUES,

SANS OPÉRATION SANGLANTE.

1. La meilleure manière d'entrer en matière est de commencer par les deux observations, qui m'ont inspiré la pensée de ce mémoire je les recommande en conséquence à l'attention du lecteur.

Obs. I.— Le 22 avril 1844, j'eus à constater le décès de Madame la duchesse de L*** : c'était encore, peu de temps avant le cruel évènement qui l'enlevait à sa famille et à la société, une femme jeune et réunissant toutes les conditions pour vivre heureuse et longtemps. Elle venait de succomber aux suites d'un érysipèle de la face et du cuir chevelu, qui s'était développé deux jours après l'ablation de deux loupes, qu'elle portait sur la tête. Indépendamment de la simplicité de l'opération, je dirai qu'elle avait été faite par une main trop habile et trop exercée pour qu'on pût attribuer ses suites fatales à quelques manœuvres maladroites (c'était le professeur Blandin, enlevé si jeune à la science et de si regrettable mémoire, qui avait opéré Madame de L***.) ; il fallait donc les rapporter à la nature de l'opération elle-même, qui dans certains cas peut déterminer le développement d'une maladie souvent mortelle, quand elle a pour siége la face ou le cuir chevelu, et à plus forte raison l'une et l'autre.

Ce fait m'en rappela un autre du même genre, mais qui avait eu des résultats bien différents ; en le relatant ici, j'entrerai tout-à-fait dans mon sujet.

Obs. II. — En 1839, le 9 octobre, je fus appelé auprès de

Madame R.***, qui portait sur la tête neuf loupes de diverses grosseurs. Elle désirait en être débarrassée ; mais elle y mettait la condition expresse que j'eusse à atteindre ce résultat, *sans avoir recours à aucune opération sanglante !* Je ne dissimulerai pas que la solution du problême, posé dans ces termes, me parut d'abord assez difficile. Cependant, après y avoir réfléchi, voici comment je procédai :

Je commençai par couper avec soin, à l'aide de ciseaux courbes sur leur tranchant, tous les cheveux qui recouvraient deux de ces tumeurs et même autour de leur base, puis je traçai partant d'un point de cette base pour gagner le point opposé, deux lignes, qui se croisaient à angle-droit sur leur sommet ; c'est-à-dire que je dessinai, à l'aide d'un caustique, l'incision cruciale généralement pratiquée par le chirurgien pour faire l'extirpation de ces tumeurs. J'avais fait choix d'une solution aussi concentrée que possible de potasse caustique et je me servis pour l'appliquer d'un petit pinceau en bois. Cette cautérisation, qu'on peut appeler *transcurrente*, ou *linéaire*, fut renouvelée le surlendemain et encore le jour suivant, car je m'aperçus qu'il ne fallait pas mettre, surtout au début du traitement, un trop long intervalle entre les cautérisations.

Le 18, j'intéressai légèrement, à l'aide de la pointe acérée d'un bistouri, les escharres encore peu profondes, qui résultaient des cautérisations précédentes, *en ayant bien le soin de ne point atteindre les tissus vivants*, et dans le petit sillon que j'avais ainsi tracé, je déposai une nouvelle dose de la solution caustique ; cautérisation qui devait nécessairement pénétrer plus profondément que les précédentes et que je renouvelai le 19. Le 22, j'incisai de nouveau sur l'escharre, et j'arrivai aux kystes que j'enlevai tous deux, sans causer presque de douleur et sans répandre de sang.

Le 23 octobre, j'attaquai deux nouvelles loupes par le même moyen, dont je renouvellai l'application les 24, 25 et 26 ; mais cette fois sans avoir recours à l'incision. Le 28, l'escharre d'une des deux loupes s'ouvrit, et je pus enlever un autre kyste, dont la paroi avait été entamée par le caustique, et qui s'était en partie vidé, ce qui facilita considérablement son élimination. A cette même époque du 28, la quatrième loupe s'était affaissée, et trois jours après, le kyste, entièrement vidé, s'échappait presque seul par les bords de la plaie devenue béante.

Le 30, j'attaquai encore trois autres loupes, beaucoup moins volumineuses que les précédentes. Je n'eus encore recours cette fois qu'à la cautérisation (1), qui fut renouvelée le 31 oct. et les 2, 5 et 7 nov. Le 10, un des kystes fut facilement enlevé ; mais les deux autres loupes s'affaisèrent seuleme nt presque entièrement, et l'ouverture fournie par la chute de l'escharre resta trop petite pour que le kyste pût être éliminé. Cette circonstance, tout-à-fait contraire au succès définitif de l'opération, n'empêcha pas la cicatrisation ; celle-ci s'opéra assez rapidement pour toutes ces plaies, qui ne laissèrent après elles que des cicatrices aussi peu apparentes, que celles qui auraient succédé à une solution de continuité faite par un bon bistouri.

2. Le reproche, qu'on pourra sans doute adresser à la méthode que je cherche à propager, est la longueur de la cure ; je ne saurais rien y répondre, car il est fondé dans le plus grand nombre des cas ; il m'est cependant arrivé deux fois et la première surtout, d'obtenir un résultat aussi prompt qu'il est toujours satisfaisant. Voici ces deux faits :

Obs. III.— Le nommé Grandchamp, ouvrier maçon, âgé de 35 à 36 ans, portait sur le sommet de la tête deux loupes, grosses à peu près comme une noix ordinaire. Il suffit de deux cautérisations pratiquées les 11 et 13 août 1841, pour que le 15, je pusse retirer des bords de chaque plaie déjà ouverte, chacun des deux kystes vidés et séchés.

---

(1) Depuis cette époque, je n'ai plus que fort rarement employé le bistouri!.... pour plusieurs raisons. D'abord *il fallait constituer la méthode!* Ensuite l'instrument tranchant effraie toujours, même quand son action a lieu sans douleur et qu'elle est sans danger. Cependant il m'arrive encore souvent d'entailler légèrement l'escharre à l'aide de la pointe acérée d'une lancette, ce qui favorise beaucoup la pénétration du caustique.

— 12 —

Quoique un peu moins prompt, le succès ne se fit pas non plus longtemps attendre dans le cas suivant :

Obs. IV. — Il s'agit cette fois d'une femme âgée de 50 ans au moins, et ayant beaucoup d'embonpoint. Elle portait au sommet du coronal une loupe grosse environ comme une aveline et une autre d'un moindre volume sur le pariétal gauche. Trois cautérisations, pratiquées les 20, 23 et 26 octobre suffirent pour en déterminer l'affaisement complet, et le 2 novembre suivant, je trouvai chaque kyste, vidé, desséché, ayant la forme d'une grosse *croûte* et adhérant aux escharres résultant de la cautérisation, avec lesquelles ils se détachèrent facilement.

3. J'ai pu suivre ces deux derniers malades : chez G ***, six ans après l'ablation de ces loupes; elles n'avaient pas récidivé et il ne s'en était pas manifesté de nouvelles. Il n'en est pas de même pour Mme S ***, la loupe enlevée ne s'est pas reproduite; mais vers le mois d'août 1845, elle commença à s'apercevoir de la naissance d'une nouvelle loupe sur le devant de la tête. Ses progrès sont fort lents, et j'attends (1) qu'elle ait acquis plus de volume pour pratiquer l'extirpation.

Mais ici ce n'est pas un cas de récidive, comme chez la dame qui fait le sujet de la première observation, et qui montre que dans ce mode d'ablation, comme dans celui par le bistouri, il faut entièrement enlever le kyste, si on ne veut pas voir la tumeur se reproduire, ou lui voir succéder une espèce d'ulcère, dont la suppuration est intarissable.

4. Le moment me paraît déjà venu, avant d'enregistrer de nouveaux faits, de rechercher : 1° si cette méthode est nouvelle ? 2° Si l'opération chirurgicale à laquelle je prétends la substituer est réellement dangereuse ? Et enfin, si avec les dangers de cette dernière de moins, elle offre les mêmes avantages ?

5. Quant à la nouveauté de la méthode, voici ce que je trouve dans un *Traité des tumeurs*, publié en 1759, à Paris et

---

(1) Cette femme est morte en février 1852 d'un cancer ulcéré de l'utérus, elle a cette fois emporté sa loupe avec elle.

sans nom d'auteur (1) : « Quand on adopte l'usage des septiques
« ou des catérétiques : 1° on applique sur la partie déclive
« de la tumeur un emplâtre *fénétré*, où l'on met une traînée
« de pierre à cautère d'une longueur et d'une largeur conve-
« nables. Lorsque le kyste est une fois ouvert, on vide la ma-
« tière, et pour y réussir on remplit la cavité avec de la charpie
« sèche ; et après ce premier appareil, on panse la loupe avec
« des plumasseaux chargés d'onguent égyptiac, ou d'onguent
« des apôtres, ou d'onguent brun fait avec le basilicum et le
« précipité rouge. »

« Par ce moyen on cautérise peu à peu le kyste ; jusqu'à ce
« que enfin il se détache par la suppuration. Que si cela ne suf-
« fit pas, on emploie des escharrotiques plus forts ; comme,
« 1° des plumasseaux chargés de poudre de pierre à cautère
« ou imbibés de la dissolution de la même pierre ; 2° des petits
« trochisques de minium ou de sublimé corrosif, décrits dans
« le *Codex* de Paris, qu'on applique avec prudence sur les côtés
« du kyste les plus durs et les plus rebelles, etc…. » (pag. 147
« et 148.)

6. Le même auteur ajoute, un peu plus loin, (pag. 159), en
parlant plus spécialement des loupes à la tête, et après avoir
décrit le procédé chirurgical connu de tous les praticiens :
« Si on aime mieux employer les caustiques, après avoir em-
« brassé la loupe avec un emplâtre fénêtré, on la couvrira de
« pierre à cautère. *Comme il ne s'agit de brûler que la peau*,
« on choisira des pierres médiocres, et quand on jugera qu'elles
« ont agi, on ôtera l'appareil et on incisera l'escharre de la
« même manière et avec les mêmes précautions que si l'on in-
« cisait la peau entière ; après quoi, on enlevera la loupe, si
« elle ne tient pas ; et si elle tient, on en coupera les attaches,
« et après avoir coupé les angles de la plaie, on la pansera
« comme à l'ordinaire. »

7. Il faut ici reconnaître qu'il y a dans ce dernier procédé,

---

(1) Le *Dictionnaire des Anonymes*, n° 18254, nous apprend qu'on
doit cet ouvrage à la plume d'Astruc.

décrit avec tant de soin, une grande analogie avec le mien. Si dans le premier cas, l'auteur anonyme que je cite, ne paraissait n'avoir qu'une pensée, celle d'amener dans la tumeur un travail inflammatoire, par suite son ramollissement, et enfin l'élimination par la suppuration, il est évident que dans la seconde manière de procéder, l'application de la potasse caustique n'est qu'un moyen préliminaire pour arriver à diviser la peau…. mais avec le bistouri ! Il est encore évident, que paraissant ignorer les dangereuses conséquences que peut avoir l'emploi de l'instrument tranchant, il ne se rend pas compte des avantages de la méthode qu'il décrit. La preuve de ce que j'avance ressort de cette circonstance, qu'il conseille, avant de faire le pansement, *de couper les angles de la plaie*, opération douloureuse, inutile, puisque la cicatrisation s'opère de la façon la plus correcte sans cette précaution ; dangereuse, puisque le bistouri en attaquant la peau non mortifiée peut exciter le développement de l'érysipèle.

8. Quant à moi, il ressort évidemment de ma conduite que j'ai été dominé par une pensée, qui a ensuite été féconde ; en effet, mis en demeure de ne pas me servir de bistouri, puis éclairé par le hasard d'abord, par mes recherches ensuite, sur les dangers qu'il peut y avoir à diviser par l'instrument tranchant la peau de la face ou le cuir chevelu, et ce dernier surtout, je ne songeai à la solution concentrée de potasse caustique, en premier lieu que, comme un moyen d'éteindre toute vitalité sur une petite étendue de peau que je voulais ensuite diviser par le bistouri, et plus tard que comme un moyen de diviser la peau, ce qui devait arriver dans un temps plus ou moins long par la formation d'une escharre, qu'on peut obtenir aussi profonde qu'on le désire, d'après cette action bien connue de la potasse caustique de marcher en avant, pour ainsi dire, en détruisant tout devant elle, et de former ainsi une escharre dont la profondeur va sans cesse en s'augmentant, et dont la chute donne lieu à une solution de continuité, qui représente fort bien celle produite par le bistouri, avec cette différence que la première s'accompagne d'un peu de perte de substance, cir-

constance avantageuse dans les cas dont il s'agit, puisque la peau a été distendue outre-mesure par suite du développement de la tumeur.

9. Le même auteur anonyme ajoute encore : (pag. 149) : « Il arrive souvent qu'à force d'employer des fondants trop « âcres, les loupes s'enflamment et s'abcèdent : alors sans at- « tendre qu'elles s'ouvrent, le plus court est de les ouvrir dès « qu'on sent que la matière est ramollie. On peut donc, pour « cet effet, employer une traînée de pierre à cautère, comme « on l'a déjà dit, et c'est le parti le plus sûr; on peut em- « ployer aussi le bistouri, et une incision suffit si la tumeur est « petite ; mais si elle est grande, on en fait une seconde en « croix, dont on coupe ensuite les angles. »

Il n'y a encore là qu'une analogie fort éloignée avec la méthode que je mets en usage. Et si on propose la potasse caustique, ce n'est que comme moyen d'ouvrir un abcès, et encore l'auteur paraît-il dire qu'on peut presque indifféremment employer le bistouri, dont, je le répète, il paraît ignorer les graves inconvénients.

10. Je doute qu'on trouve dans les auteurs anciens aucune indication bien formelle de ce que j'appellerai, sans toutefois y attacher trop d'importance, *mon procédé !* Mais je dois dire qu'en se rapprochant de l'époque actuelle, on peut en trouver l'idée première dans la méthode, instituée, je crois, par M. Récamier, pour ouvrir les *kystes hydatides du foie*. Cette méthode qui remonte à 1825, consiste à placer sur le point le plus saillant du kyste un morceau de potasse caustique. Dans l'*escharre incisée*, on fait une nouvelle application, et ainsi successivement, jusqu'à ce qu'on ait atteint le kyste en déterminant des adhérences entre le feuillet hépatique et le feuillet pariétal du péritoine. M. Récamier a obtenu par ce procédé des guérisons bien authentiques, sans jamais provoquer d'accidents graves. Il a été employé avec non moins de succès dans les cas du même genre par M. Bégin.

11. Quant au procédé chirurgical, nous le trouvons encore indiqué dans l'auteur anonyme déjà cité. « On fait au haut de

« la loupe, dit-il (pag. 158), une petite incision avec le bistouri,
« prenant garde de ne point entamer la poche de la loupe
« qui ne tient point à la peau. On fait ensuite, à la faveur
« d'une sonde creuse, qu'on introduit entre la poche et la
« peau, quatre incisions en croix, jusqu'à la circonférence de
« la loupe, qu'on cerne avec le doigt et qu'on enlève facile-
« ment lorsqu'elle n'a point d'attaches ; et lorsqu'elle en a, on
« les coupe avec les ciseaux ; après quoi, on fait sauter les an-
« gles de la plaie, et on la panse comme une plaie simple. »
On le voit, c'est le procédé chirurgical mis encore en usage aujourd'hui.

12. Ces dangers, reconnus aujourd'hui, sont incontestables,
et je vais invoquer un assez grand nombre de faits et le témoignage d'auteurs recommandables pour ne pas laisser de doute
à ce sujet. L'observation suivante démontrera en même temps
et les dangers de l'ancienne méthode et l'innocuité de la nouvelle.

Obs. V. — Ayant eu l'occasion de m'entretenir de la méthode que je viens d'exposer avec un de nos confrères, qui
s'occupe plus de science que de médecine pratique, et qui me
mit en rapport avec un savant (1) de ses amis, qui avait failli,
pendant l'hiver 1842-1843, perdre la vie à la suite de l'extirpation d'une loupe assez volumineuse et située sur le coronal,
à la racine du nez. L'opération, faite avec le bistouri, manié
par une main dont l'habileté ne saurait être mise en doute, fut
suivie, le troisième jour, du développement d'un érysipèle du
cuir chevelu et de la face, qui pendant plus de huit jours, fit
craindre pour sa vie. Aussi, M*** gardait cinq autres loupes
assez volumineuses, malgré la gêne qu'il en éprouvait, et malgré le désir qu'il avait d'en être débarrassé. Mais facilement

---

(1) C'est de M. Gaudichaud, membre de l'Institut, qu'il s'agit
ici. Je puis le nommer aujourd'hui que la mort, causée sans doute
par les progrès de la tuberculisation pulmonaire, l'a enlevé dans
un âge peu avancé à ses amis dont il était tant aimé, à la botanique, qu'il cultivait avec une si grande ardeur.

convaiencu de l'innocuité de ma méthode, il voulut en essayer immédiatement.

Le 22 avril (1845), j'attaquai, par une cautérisation linéaire et cruciale, une loupe située audessus de la bosse occipitale, et qui était grosse au moins comme un œuf de pigeon, mais de forme absolument sphérique. Cette cautérisation fut renouvelée les 25, 26 et 29, puis le 3 mai. Un affaissement de l'escharre, une diminution marquée dans le volume de la loupe, me firent penser que cette cautérisation avait atteint le kyste. Cependant il fallut faire une dernière cautérisation, le 20 mai ; celle-ci fut décisive, et le 23, la loupe, ouverte par le caustique, fut extraite entière, sans aucun effort, sans aucune effusion de sang. Il semblait que la cautérisation, en lui ouvrant une issue facile, l'avait en même temps isolée des tissus au milieu desquels elle avait pris naissance et s'était accrue.

Les choses se passèrent d'une manière ausi satisfaisante pour la seconde loupe, presque aussi volumineuse que la première, et située sur le pariétal droit. La première cautérisation fut faite le 20 mai, renouvelée les 22, 25, 27 et 29 ; puis les 3 et 6 juin, et enfin, la dernière eut lieu le 27 juin. Trois jours après cette dernière cautérisation, la loupe fut, pour ainsi dire, expulsée, tant son extraction fut facile. Quoique entamée aussi par le caustique, elle fut extraite en totalité.

Le mois d'août suivant, j'attaquai, chez la même personne, deux loupes situées sur les bosses pariétales et du volume d'une noix ; elles furent aussi heureusement extraites que les deux premières ; elles exigèrent seulement un plus grand nombre de cautérisations, par suite de cette circonstance, qu'étant moins développées, la peau qui les recouvrait se trouvait plus épaisse.

Une cinquième loupe mérite d'être notée ; elle était tout au plus du volume d'un gros pois, située sur le temporal, derrière le pavillon de l'oreille droite ; mais différent en cela de la plupart des productions morbides de ce genre, elle était parfaitement pédiculée. Je compris le pédicule dans un nœud de fil de

2

chanvre, que je serrai à peine, et que j'imbibai de la solution
caustique (1). Les jours suivants, en même temps que j'humec-
tai le fil de la même façon, je le serrai légèrement. Le cinquième jour, la loupe, avec la peau qui l'entourait, suivit le fil
sur lequel je n'avais exercé qu'une fort légère traction ; la cicatrisation fut rapide, et la cicatrice à peine visible.

Ainsi chez le même sujet, une seule loupe enlevée par le bistouri a mis en péril la vie de l'opéré, tandis que j'ai pu en enlever cinq successivement, dont deux dans le même moment,
sans déterminer le moindre accident.

13. Dans les deux observations qui vont suivre, et dont
l'une nous a été fournie par le chirurgien qui a pratiqué
l'ablation, la mort a suivi rapidement l'opération.

Obs. VI. Charles Durosey, âgé de 42 ans, employé à la ma-
nufacture de Sèvres, portait une loupe assez volumineuse, près
du pavillon de l'oreille droite. Dans les premiers jours de juillet
1830, il en fut opéré par Blandin, qui était alors chirurgien à
l'hôpital Beaujon. Après l'opération, qui se passa fort heureusement, il retourna chez lui à Sèvres, et fit, d'après la prescription de ce chirurgien, des applications de glace sur le siége
de la tumeur. Il ne s'en déclara pas moins, deux jours après
l'opération, un érysipèle phlegmoneux, qui l'enleva au bout
de six jours.

Obs. VII. — Mlle G***, âgée de 17 ans, lingère, demeurant
à Paris, rue Saint-Jacques, née à Ravenet (Saône-et-Loire),
entre à l'hôpital X (2), le 14 novembre 1842 ; cette jeune

---

(1) Boyer (*Traité des mal. chirurg.* 4e édit. Tom. II. page 503),
employait ce même procédé, mais dans ce seul but d'éviter aux
malades la douleur de la ligature. En effet, il se contentait de ne
produire qu'une escharre qui n'intéressait que l'épaisseur de la
peau et qu'il fendait pour placer une nouvelle ligature dans le
fond de l'incision. Celle ci était successivement serrée jusqu'à ce
qu'il eût obtenu la flétrissure d'abord, puis la chute de la tumeur.

(2) Je dois cette observation, ainsi que la pièce d'anatomie pathologique, à l'obligeance du chef de service dans lequel elle a été
recueillie. Si je ne désigne pas nominativement ce sage et habile

fille, d'un développement moyen, d'une santé habituellement bonne, porte à la partie supérieure et antérieure de la tête à deux centimètres en arrière de la racine des cheveux, une loupe de la grosseur d'une noix. Elle nous dit que dès l'âge de deux ans, elle portait cette tumeur qui, très petite d'abord, a grossi très lentement ; les cheveux sont rarés à son sommet, et l'on aperçoit une cicatrice antéro-postérieure occupant son milieu ; une incision avait été faite il y a quelques années, et la loupe ne fut pas enlevée. Cette jeune fille, réglée à 15 ans, a vu pour la dernière fois il y a 20 jours. Elle se décide à l'opération qui est pratiquée le 17 novembre. Elle présenta ceci de particulier, que la partie inférieure de la loupe, ayant déprimé le frontal, se trouvait logée dans une excavation assez profonde de l'os, et que son adhérence dans cette partie était très forte. Elle fut cependant enlevée en totalité avec une portion elliptique du cuir chevelu qui recouvrait la partie supérieure, aucun vaisseau ne nécessita de ligature ; un pansement simple fut appliqué ; on prescrivit 2 pédiluves, potion calmante, diète.

Le 18, état satisfaisant de la malade ; on n'enlève pas l'appareil ; point de fièvre, la malade se plaint seulement d'une légère cuisson de la plaie. Même prescription. 2 bouillons.

19 *nov.* La malade a été agitée dans la nuit, pouls fréquent, céphalalgie, le pansement est enlevé, la plaie est enflammée. Limonade, 2 pédiluves, linge cérate et cataplasme sur la tête. Diète.

20 *nov.* La malade boit peu, la langue cependant est sèche, il y a de la fièvre, légère rougeur érysipélateuse autour de la plaie et à la racine du front ; la nuit a été cependant plus calme, même traitement ; même pansement.

21 *nov.* L'érysipèle a gagné le front, il y a eu un léger délire pendant la nuit, la plaie a un aspect blafard ; la malade est

chirurgien, c'est que je me suis fait cette règle de conduite de ne jamais nommer mes confrères, que lorsque je cite les cas heureux de leur pratique, et grâce à Dieu, les occasions d'en agir ainsi ne me manquent pas.

rouge, se plaint de la tête, son pouls est fréquent, n'a pas eu de garde-robe depuis trois jours. Limonade, pédiluve, bouillon aux herbes avec sulfate de soude, 30 gram. Diète, cataplasme sur la plaie

22. *nov.* La malade, indocile, a refusé de prendre tout son bouillon aux herbes ; même état que la veille ; 2 selles, calomel et salep ââ 0,40 ; pour 16 pilules, deux pilules toutes les deux heures ; cataplasme sur la plaie.

23 *nov.* Elle a refusé de prendre ses pilules ; l'érysipèle a gagné la face ; fièvre, nuit agitée, délire, aspect toujours blafard de la plaie ; on croit s'apercevoir, en examinant la plaie, de mouvements réguliers dans le fond de la dépression qui existe ; mêmes prescriptions, même pansement.

24 *nov.* Quelque temps après la visite et le pansement, il s'est manifesté une hémorrhagie assez abondante ; la compression faite avec l'agaric l'arrête, pouls fréquent, très petit, l'érysipèle persiste, les progrès sont lents. — Tisane de violette, catapl. La malade refuse ses pilules, 2 bouillons.

25 *nov.* Nuit agitée, délire la veille au soir et dans la nuit ; l'appareil n'est pas dérangé, l'hémorrhagie ne s'est pas reproduite, céphalalgie, pouls fréquent et petit. —Tisane de violette, 50 sangsues aux mastoïdes.

26. *nov.* La malade est plus mal que la veille ; l'érysipèle occupe toute la face ; le délire est continuel —même tisane, 2 vésicatoires aux cuisses—27—Etat désespéré, le pansement est enlevé, la plaie est tout à fait sèche, pouls petit, misérable, imperceptible, le délire continue, carphologie, 2 vésicatoires aux jambes.

28 *nov.* Mort à quatre heures du soir.

Autopsie, 24 heures après la mort.

Légère ecchymose sous le cuir chevelu à droite. — Le crâne enlevé, il existe une adhérence notable de la dure-mère avec la boîte osseuse ; cette adhérence répond au point le plus déprimé qu'occupait la loupe enlevée. Cette dépression des os du crâne en comprend toute l'épaisseur ; la dure-mère elle-même en forme le fond ; elle est en ce point épaissie et d'une teinte plus foncée que dans ses autres parties ; cette dépression, située au devant de la suture fronto-pariétale à peu près sur la ligne médiane, plutôt un peu à gauche, présente à son ouverture supérieure 3 centim. dans le sens transversal, et un peu plus de deux dans le diamètre antéro-postérieur ; l'ouverture de l'os lui-même a un centimètre environ de largeur transversalement, et un centimètre dans le sens antéro-postérieur. Au-dessous de la dure-mère, la pie-mère est légèrement injectée ; le cerveau est d'une consistance normale ; mais les vaisseaux superficiels sont notablement engorgés, et la masse cérébrale offre un piqueté très marqué et général, la quantité de sérosité dans les ventricules est normale, les veines, les jugulaires surtout, examinées ne paraissent point malades. (**V.** la figure ci-jointe.)

Les autres organes sont sains, un caillot fibrineux, jaunâtre remplit les cavités gauches du cœur ; il existe quelques masses tuberculeuses dans deux ganglions bronchiques.

14. Cette observation nous offre une circonstance excessivement remarquable, *la perforation de l'os sur lequel reposait la loupe*. Si cet exemple de mort, après l'ablation d'un semblable produit morbide, était unique dans la science, on pourrait dire que c'est à cette circonstance qu'il faut attribuer dans ce cas l'issue fatale. Mais, sans vouloir contester absolument qu'elle n'ait pu y être pour quelque chose, je ferai observer que la véritable cause de la mort dans les cas de ce genre, c'est le développement de l'érysipèle, qui, même alors qu'il est spontané, se propage avec une assez grande facilité aux enveloppes du cerveau : c'est là un point sur lequel, sans doute, j'aurai occasion de revenir. Mais la perforation en elle-même est un phénomène d'un grand intérêt ; il est rare, sans doute, mais n'est point unique dans la science. Ainsi M. le professeur Lallemand m'a appris qu'il a eu occasion d'enlever une loupe située sur le genou, et qu'il avait trouvé, dessous, la rotule complètement perforée !

J'aurai sans doute à rechercher plus tard quelle peut être la cause de semblables perforations. Je puis cependant dire dès à présent que le développement d'une loupe pouvant, dans des cas fort rares sans doute, devenir la cause d'accidents graves vers le cerveau, en exerçant une compression sur cet organe dont elle aurait perforé l'enveloppe osseuse, il faudrait bien avoir recours dans des cas de ce genre à l'ablation de la loupe. Ne faudrait-il donc pas de même y procéder dans tous les cas où l'on aurait à redouter la perforation des os d'autres régions sur lesquelles une loupe ou quelque tumeur analogue viendrait à se développer ? Dans tous les cas, on serait heureux, ce me semble, d'avoir à sa disposition une méthode, qui permettrait de procéder à cette ablation sans faire courir aucun danger au malade.

15. Les observations suivantes, quoique la mort n'ait point eu lieu dans tous les cas, démontreront encore les dangers de l'ablation par le bistouri.

Obs. VIII. M. le professeur Blandin pratiqua en avril 1845, chez un jeune homme placé dans son service, l'extirpation d'une loupe volumineuse à la tête ; malgré toutes les précautions qu'il prit, en vue surtout d'une influence épidémique érysipélateuse, quoiqu'il n'eût appliqué ni bandelettes, ni emplâtres d'aucune sorte, quoiqu'il eût tout simplement laissé tomber les lambeaux recouverts de compresses d'eau froide fréquemment réitérées ; malgré toutes ces précautions, deux jours après l'opération, il survint des frissons, puis des nausées, et bientôt des vomissements, et le lendemain de la manifestation de ces symptômes, il était survenu de la rougeur à la face. Les choses en restèrent cependant là, ces accidents ayant été heureusement combattus par une méthode de traitement qui était propre au chirurgien de l'Hôtel-Dieu. *Gaz. des hôp.*, 8 mai 1853.

Obs. IX. Les choses ne se passèrent point aussi heureusement dans ce cas que pour le précédent.

M. le Dr Léger a rapporté à la *Société de médecine pratique* (Séance du 8 mai 1845) l'histoire d'une jeune dame opérée d'une loupe à la tête, et qui est morte six jours après, des suites d'un érysipèle. Je ne négligerai pas de dire que M. Léger attribua le développement de l'érysipèle à une inflammation épidémique existant alors, et se manifestant dans les hôpitaux et dans la pratique en ville. Quelle que soit la valeur de cette influence, il n'en reste pas moins évident que cette jeune femme ne fût point morte, si elle n'eût point été opérée, ou si elle l'eût été par une méthode, qui n'entraînât point avec elle le développement de l'érysipèle.

16. C'est sans doute quand il se manifeste dans le cuir chevelu, à la face ou dans leur voisinage que l'érysipèle est le plus souvent mortel. Cependant il peut avoir une issue aussi fatale quand il survient à la suite d'une opération pratiquée sur d'autres parties du corps, ainsi que le prouvera l'observation suivante.

Obs. X (1). — Un homme d'une forte constitution, âgé de 40 ans, portait une tumeur, *présumée sarcomateuse*, qui s'était formée sous les téguments, sur le bord inférieur du muscle grand pectoral. Elle était accompagnée d'une grande douleur ; elle s'accrut tout d'un coup avec rapidité, et produisit une forte fièvre avec une grande irritation (2) ; ce qui fit beaucoup maigrir le malade et *fit juger sa maladie comme cancéreuse*.

On procéda à l'ablation, et la tumeur examinée, on trouva qu'elle était composée d'une *substance stéatomateuse contenue dans une capsule humide* (3). Elle était ferme et ressem-

---

(1) J'ai emprunté cette observation au mémoire de John Abernethy sur la *classification des tumeurs*. (*Mélanges de chirurgie étrangère*. An 1825. P. 525.)

(2) Abernéthy pense que de pareilles circonstances méritent d'être observées avec soin dans l'histoire des tumeurs : « car elles sont peut-être propres à caractériser la maladie dans laquelle elles ont lieu. Des tumeurs d'une nature bénigne croissent avec régularité, et n'excitent point d'irritation dans les parties contiguës ou dans la constitution. »

(3) Cette existence d'une membrane propre n'est-elle pas de nature à écarter la pensée d'une tumeur cancéreuse ? il me le semble du moins.

blait à du fromage par sa couleur jaune et son apparence onctueuse ; mais elle n'était pas onctueuse au toucher.

Moins de trois mois après la guérison et un retour à la santé aussi complet que possible, deux nouvelles tumeurs se formèrent, l'une au dessus, l'autre au dessous de la cicatrice de la plaie. — On arrêta de ponctionner la supérieure, ce qui fut exécuté au moyen d'une lancette à abcès, laquelle fit une ouverture d'un demi-pouce de longueur ; la matière de la tumeur était exactement semblable à celle de la première.

Une violente inflammation érysipélateuse se manifesta, avec destruction gangréneuse des parties malades. Cette inflammation s'étendit rapidement au côté opposé du thorax, puis le long des téguments abdominaux jusqu'à l'aine. Le dérangement de la santé fut aussi violent que la maladie locale, *et au bout environ d'une semaine, le malade mourut.*

M. le professeur Velpeau rapporte, dans son *Traité de médecine opératoire* (tom, ive, pag, 764, 2e édit.), qu'ayant incisé, à l'aide du bistouri, une petite *tumeur hémorrhoïdale pédiculée* ; il succéda, à cette si minime opération, *un érysipèle qui fit succomber le malade.* Le procédé de Boyer, dont j'ai fait une heureuse application sur le sujet de l'*Obs.* V^e (12), eût, dans ce cas, parfaitement réussi, et n'aurait eu pour le malade aucune espèce d'inconvénient.

17. Les dangers que fait courir aux porteurs de loupes l'instrument tranchant, ont été signalés par Astley Cooper (1), qui s'exprime en ces termes : « L'ablation du kyste n'est pas complétement exempte de danger. « *J'ai vu trois fois une « violente inflammation érysipélateuse succéder à l'extirpa- « tion de kystes siégeant au cuir chevelu.* »

L'illustre chirurgien anglais pense que cet accident doit être attribué à ce que l'aponévrose occipito-frontale avait été blessée pendant les tentatives faites pour enlever la tumeur en

---

(1) *Mémoires sur les tumeurs enkystées.* Dans ses *œuvres chirurgicales,* traduites de l'anglais par Bertrand. Paris 1823. Tome II. P. 412.

bloc ; l'inflammation qui se développe dans les plaies de tête, quand l'aponévrose est contuse et enflammée, se propageant souvent à toute la tête et à la face.

A. Cooper dit encore, en parlant toujours de l'opération, qui est exigée pour l'ablation d'une loupe : « Quelque insigni- « fiante que puisse paraître la plaie qui résulte de cette opéra- « tion, on doit cependant se tenir sur ses gardes, quand on a « enlevé une tumeur de cette espèce placée à la tête. »

Enfin l'auteur de l'art. *Tumeur*, du *Dictionnaire des dic- tionnaires*, ajoute, à la suite des citations précédentes les mots suivants : « Nous avons observé, nous-même, une réaction « phlegmoneuse formidable au cuir chevelu d'une femme, à la « suite de l'ablation d'une loupe dans cette partie. »

« L'extirpation de ces kystes, disent encore MM. Roche et Sanson (1), est quelquefois suivie des accidents les plus graves. Le plus fréquent est l'érysipèle du derme chevelu, qu'accom- pagne très souvent l'inflammation des méninges et dont la mort est très souvent le résultat funeste. — M. le professeur Velpeau reconnaît aussi les dangers du bistouri : « Une malade qu'on y avait soumise, en 1825, à l'hôpital de la Faculté (dit-il, *loc. cit.*, tome III, pag. 128), fut prise d'un érysipèle extrê- mement grave, et ce fut la cause d'accidents mortels chez une autre femme. » Il est vrai que le savant professeur ajoute : « que ce sont des exceptions très rares, qui n'ont pas lieu une fois sur cinquante. » Telle n'est pas l'opinion de M. P. Guer- sant qui, dans une leçon orale, faite à la clinique, s'exprime ainsi : « Il n'est pas d'années qu'il ne meure un individu au- quel une loupe a été extraite à l'aide du bistouri, *l'érysipèle survenant souvent après cette opération* ! Avec le caustique rien de semblable à redouter ; aussi l'employons-nous toujours, refusant d'enlever les loupes avec le bistouri. » (*Gaz. des hôp.*, an. 1851, n° 84). — Je n'hésite donc point à dire que l'érysi- pèle se déclare fréquemment après l'ablation des loupes,

---

(1) *Nouveaux éléments de pathologie médico-chirurgicale*, Paris, 1833.

comme après toute autre opération chirurgicale, et selon moi, tout révèle les dangers de l'instrument tranchant appliqué à l'ablation des difformités de la face. Ainsi M. le Dr Grisolle, membre de l'*Académie de médecine*, racontait dernièrement à cette société savante (sé. du 25 juin 1850), qu'ayant *fini de détacher avec des ciseaux*, une production cornée, qui s'était développée sur la région temporale moyenne gauche d'une femme de soixante-dix ans, et qu'une ligature appliquée à la base avait cependant détachée en grande partie, le savant académicien racontait donc : « que quelques jours après, il survint « un érysipèle qui, joint à une affection catarrhale chronique, « enleva la malade. » Et ce fut bien ou le coup de ciseau, ou la ligature, mais plus probablement le premier, qui déterminèrent l'érysipèle ; car cette corne, qui n'était devenue persistante que depuis trois ans, s'était développée et détachée vingt fois environ, pendant une trentaine d'années, sans qu'il fût survenu, après sa chute, aucun phénomène fâcheux. (*Gaz. des hôp.*, an. 1850, n° 76). Tandis que si on avait employé le fil chargé de potasse caustique, dont j'ai déjà rappelé l'usage, le coup de ciseau fût devenu inutile, et la malade eût encore vécu plus ou moins longtemps, avec ce catarrhe pulmonaire, qui lui avait déjà permis d'atteindre soixante et dix ans.

18. M. le Dr Jobert (de Lamballe) a aussi reconnu et signalé la différence d'action, qui existe entre la potassse caustique et le bistouri appliqués tous deux dans le but d'intéresser la peau. C'est ce qui lui a fait donner la préférence, pour détruire une énorme tumeur variqueuse, sur l'instrument tranchant, aux cautérisations répétées avec la pâte caustique de Vienne. C'est qu'en effet dans l'opération sanglante, quand on intéresse les veines, on détermine souvent le développement d'érysipèles, et par suite celui de la phlébite, ainsi que de l'infection purulente. Tandis que l'habile chirurgien de l'Hôtel-Dieu, n'a observé ordinairement, dans les cas nombreux où il a eu occasion d'appliquer la cautérisation, soit avec le fer rouge (1), soit avec la

---

(1) Le *cautère actuel* peut déterminer le *développement de l'éry—*

pâte de Vienne, aucuns symptômes de la nature de ceux que je viens de signaler. (*Gazette des hôpitaux*, année 1846, n° 96.)

19. Ainsi que je l'ai déjà dit, et c'est un point sur lequel il est bon d'insister, c'est le développement de l'érysipèle qui constitue le danger de l'opération sanglante. Tout le monde sait qu'il se manifeste fréquemment à la suite des opérations chirurgicales ; mais, ainsi que je l'ai démontré par les faits, ce danger devient facilement mortel pour l'érysipèle de la face et pour celui du cuir chevelu, parce qu'ils peuvent se propager aux méninges. Quand il ne cause point la mort, il peut amener l'aliénation mentale : c'est un nouveau point de pathologie qui vient d'être parfaitement élucidé dans un Mémoire de M. Baillarger, membre de l'Académie de médecine, inséré dans les *Annales médico-physiologiques* (1). Dans ce mémoire, le médecin de la Salpêtrière cite trois observations où l'on suit facilement la connexion qui existe entre la manifestation d'un ou de plusieurs érysipèles et le développement graduel de la *paralysie générale* avec *l'aliénation* mentale, par suite d'un travail phlegmasique lent, mais incessant et qui a son siége dans les membranes du cerveau.— Dans la première des trois observations relatées par M. Baillarger, l'autopsie, qui a pu être faite, a démontré l'épaississement de l'arachnoïde viscérale et son opacité sur beaucoup de points de la convexité du cerveau. Quoique dans les deux autres cas, où les symptômes d'aliénation et de paralysie générale ont été aussi manifestes que

---

sipèle, mais fort rarement à ce qu'il paraît. Ainsi M. le docteur Desmares emploie, pour la cure radicale de la fistule lacrymale, le cautère actuel dans le but de détruire le sac lacrymal et au besoin son conduit, et *dans un seul cas, sur un nombre très considérable*, un opéré a été pris d'érysipèle, qui dans ce cas unique jusqu'à présent, n'a entraîné rien de compromettant, ni pour l'œil, ni pour la santé générale. — (*Gaz. des hôp.* An. 1851. — N° 65).

(1) *De l'influence de l'érysipèle de la face et du cuir chevelu sur la production de la paralysie générale.* — Voy. *Gaz. des hôp.*, n° du 27 Novembre 1849.

dans le premier, l'autopsie n'ait point été faite ; M. Baillarger n'hésite cependant pas à s'exprimer ainsi à leur sujet : « Quant « aux deux derniers faits, ils ont un caractère commun, qui « ne permet pas de révoquer en doute l'influence de la cause « que nous signalons. *C'est cette céphalalgie qui dans les* « *deux cas s'est manifestée à la suite de l'érysipèle.* » — L'érysipèle, qui se développe après l'action du bistouri, peut encore, comme tout autre érysipèle phlegmoneux, circonstance qui le rend nécessairement plus dangereux ; mais au cuir chevelu, il peut déterminer la nécrose des os du crâne. C'est ce qui résulte d'une communication faite à la *Soc. de chir.* (Sé. du 1er oct. 1851), par M. le Dr Larrey (*Gaz. des hôp.*, an. 1854, n° 119.)

20. Enfin l'érysipèle, sans avoir toutes ces conséquences si fatales et si graves, peut causer dans la santé un trouble profond et prolongé qui fasse regretter d'avoir eu recours à l'opération qui le produit ; surtout quand il ne s'agit, en définitive, que de se faire débarrasser d'un mal, qui ne compromet que bien rarement la santé, et encore moins souvent la vie. C'est ce qui est arrivé dans le cas suivant ; qui nous offre un exemple de plus d'érysipèle développé à la suite de l'ablation, à l'aide du bistouri, d'un assez grand nombre de loupes.

Obs. XI. Madame D***, âgée de 40 à 45 ans, marchande bouchère à Paris, rue ***, n° *, d'un grand embonpoint, portait dans la tête *sept loupes*, de grosseurs variables, et qui la gênaient par leur nombre et par leur volume. Résolue à s'en faire débarrasser, elle s'adressa à M. le Dr J***, son médecin, qui l'adressa à M. le Dr T***, qui procéda à l'opération le...... 18... L'ablation, pratiquée par le procédé chirurgical ordinaire, fut longue et douloureuse ; aussi l'opération terminée, madame D** éprouva-t-elle une syncope qui se prolongea assez longtemps. Le lendemain, il survint un érysipèle du cuir chevelu, qui, sans avoir mis la vie de la malade en danger, ne fut cependant pas sans gravité. Il se guérit ; mais à peine madame D*** était-elle entrée en convalescence, qu'il se manifesta un nouvel érysipèle, *et ainsi de suite pendant trois* *mois*. De sorte que madame D*** passa tout ce temps ou dans son lit ou, du moins, dans sa chambre. Sa santé en fut de plus tellement altérée, qu'il lui fallut ensuite un séjour de trois mois à la campagne pour la rétablir complètement.

21. Je dois encore, d'après M. le Dr Mérat, signaler le *Tétanos* au nombre des accidents graves et formidables, que peut causer le bistouri employé pour l'ablation des loupes. Ce vénérable praticien a rappelé dans la discussion qui a suivi (1), dans le sein de la *Société de médecine de Paris* (Séance du 1er mars 1833), le rapport de Sanson aîné sur le Mémoire de M. Brachet, de Lyon; M. Mérat a rappelé, dis-je, qu'on a vu le tétanos se développer à la suite d'extirpation des loupes, et entraîner la mort des opérés. C'est ce qui arriva à la fille d'un individu qui portait quinze à vingt loupes dans la tête. Toutes furent fendues en quatre et cautérisées chaque jour : ce qui réussit parfaitement chez le père. Mais la fille s'étant fait extirper une tumeur semblable, et par le même procédé, *mourut du tétanos*. « C'était le second exemple de ce genre qui fût, alors, à la connaissance de M. Mérat. »

A la suite de cette communication de M. Mérat, Sanson aîné a ajouté : « Qu'ayant extirpé une loupe siégeant sur la face entre l'œil et l'oreille, loupe du volume d'un pois et qui n'exigea qu'une incision de trois lignes (6 à 7 millim.) d'étendue, de vives douleurs se manifestèrent deux heures après, la vision fut perdue de ce côté, des convulsions se développèrent; heureusement cet effrayant appareil de symptômes céda à la saignée, aux calmants et aux dérivatifs. »

22. Je vais maintenant continuer de démontrer, par de nouveaux faits, l'innocuité de la méthode que j'emploie.

Obs. XIIe Mlle Adèle C*** âgée de 32 ans environ, d'une très belle et très brillante santé, ayant une chevelure très noire et très abondante, vit surgir vers le mois de septembre 1848, sur la bosse pariétale droite, une petite grosseur, qui fit des progrès fort sensibles, quoique lents. Deux mois après,

----

(1) *Transactions médicales*, tome XI, p. 431.

il s'en manifesta dans la même région nne seconde qui s'accrut aussi lentement que la première. Le 10 janvier 1849, je constatai l'existence de deux loupes, dont la plus grosse, qui est la plus ancienne, peut avoir le volume d'un assez gros pois et l'autre d'un fort petit pois. Je les attaquai immédiatement toutes les deux par une première cautérisation qui fut renouvelée les 11, 13, 16 et 20 du même mois.

A cette dernière époque, la peau avait été évidemment intéressée dans toute son épaisseur, et les deux kystes avaient été atteints. Le 23 je pratiquai une dernière cautérisation. Le 26 suivant, Mlle Adèle, en grattant avec l'ongle l'escharre de la petite loupe, l'arracha, et en même temps un petit kyste flétri et ratatiné. Le 27, l'escharre de l'autre loupe est en partie détachée et on aperçoit le kyste qui a été atteint par le caustique. Je le mets mieux à découvert en fendant l'escharre avec des ciseaux introduits dans la cavité qui le renferme (petite opération qui n'excita aucune douleur) et j'arrachai ensuite le kyste avec une pince, ce qui détermina l'écoulement de quelques gouttes de sang.

Obs. XIII. — M. A***, âgé de 45 ans, docteur en médecine, d'une bonne santé habituelle, portant une chevelure abondante, vint me consulter à la fin d'octobre 1845, pour deux loupes qui étaient à peu près aussi grosses que des œufs de pigeon. L'une était située sur le sommet du pariétal droit, et la seconde sur l'occipital, à gauche, près de sa jonction avec les pariétaux. Ce savant distingué avait des motifs légitimes pour craindre l'ablation par le bistouri, quoique ce procédé eût été mis en usage, avec succès et sans résultat fâcheux, chez sa mère et chez sa sœur.

J'attaquai immédiatement ces deux loupes par une double cautérisation linéaire cruciale, comme on aurait fait avec le bistouri, et qui fut renouvelée, à cause de l'épaisseur remarquable du cuir chevelu ; dix fois pour l'une, douze fois pour la seconde. Elles furent enfin enlevées, avec leur kyste que la cautérisation avait intéressé, mais sans presque de douleur et sans aucun autre accident que l'écoulement de quelques gouttes de sang ; l'une le 5 et l'autre le 11 décembre 1845. — M..A*** n'a vu rien reparaître depuis qui pût faire craindre que ces deux loupes n'aient point été parfaitement enlevées. — (31 décembre 1855.)

23.J'ai déjà fait voir qu'on pouvait associer le bistouri à l'action du caustique ; mais alors l'instrument tranchant n'a qu'un avantage, celui d'accélérer la marche de la cure. En effet, l'escharre qui se forme après les cautérisation devient un obstacle à ce que le caustique continue de pénétrer en profondeur ; en incisant légèrement cette escharre avec le soin *absolu* de ne point atteindre les parties vives, on ouvre au caustique un sillon qui lui permet d'agir en profondeur. On comprend que de cette façon l'action du bistouri est sans danger, car il agit sur des parties frappées de mort.

Obs. XIV. La femme G***, âgée de 49 ans, ayant cessé d'être menstruée depuis 18 mois, d'une bonne santé, porte six loupes sur la tête, dont deux ont acquis le volume d'une petite pomme d'apis : l'une est située sur le bord supérieur du coronal et la seconde sur l'angle supérieur de l'occipital. La première très ramollie, est le siége de quelques élancements, et ensuite d'assez vives douleurs au moindre choc. La peau qui la recouvre paraît amincie. L'origine de ces loupes remonte aujourd'hui à 12 ans.

J'attaquai immédiatement ces deux loupes ; le 23 septembre 1847, par une cautérisation linéaire. simple, qui fut renouvelée les 24-25-27 et 29 suivants. Les deux loupes devinrent douloureuses à la suite de la dernière cautérisation, qui n'en fut pas moins renouvellée les 3 et 6 octobre. A cette dernière époque, on aperçoit au sommet des deux escharres, mais surtout pour la loupe du frontal, une ligne semi-transparente, qui est un indice que le caustique a pénétré jusqu'au kyste. — Cautérisation de deux loupes le 11 ; le 13, seulement de celle située sur l'occipital, la première commençant à suinter par un des côtés de l'escharre, qui, le 16, est assez soulevée pour que je puisse y introduire la pointe d'une paire de ciseaux fins, courbes sur leur tranchant, fendre ensuite l'escharre dans toute sa longueur, ce qui a eu lieu sans exciter ni aucune douleur, ni aucun écoulement de sang. Ayant ainsi pénétré dans l'intérieur de la tumeur, j'y ai trouvé le kyste vidé en grande partie; et je l'en ai enlevé avec des pinces, puis j'ai abandonné la plaie à elle-même, sans autre pansement qu'une lotion avec de l'eau tiède.

J'ai aussi voulu en finir immédiatement avec la seconde loupe, et présumant bien qu'il en était de celle-ci comme de la précédente, et que la peau avait été désorganisée par le caustique dans toute son épaisseur, j'ai enfoncé la pointe d'un bistouri bien acéré à la partie la plus déclive de l'escharre, et dès l'instant que j'ai vu s'écouler un peu de sérosité, j'ai poussé la pointe du bistouri devant moi, et je l'ai fendue ainsi dans toute sa longueur, sans déterminer ni aucune douleur, ni aucun écoulement de sang. En écartant les bords de la plaie, j'ai de suite aperçu les parois du kyste, que le caustique avait à peine entamé, et le saisissant avec des pinces, je l'ai arraché, ce qui a déterminé un peu de douleur à cause des adhérences profondes qu'il avait conservées : il n'y eut cependant aucun écoulement de sang. J'ai abandonné cette plaie à elle-même comme j'avais fait pour la première.

17 *Oct.* -- Les deux tumeurs sont complétement affaissées; il en résulte nécessairement que les bords de la plaie se trouvent être parfaitement en contact, sans qu'il soit nécessaire de les affronter par aucun des moyens mis en usage pour les autres plaies, où l'élasticité de la peau détermine un écartement qu'il faut nécessairement combattre, si l'on veut avoir une réunion immédiate, à laquelle succède une cicatrice linéaire. Quoiqu'il n'existe au lieu des deux loupes aucun symptôme d'inflammation, comme la malade accuse celle du devant de la tête d'être le siége d'une douleur assez vive, et qu'elle est sensible au toucher (ce qui n'a pas lieu pour l'autre) je permets pour la nuit l'application d'un petit cataplasme de farine de lin.

18 *Oct.* — J'attaque aujourd'hui, par la cautérisation linéaire, deux autres loupes situées sur le pariétal droit : l'une parfaitement sphérique et du volume d'une noix; la seconde

située plus inférieurement, plus aplatie, occupe plus de place, quoiqu'elle soit un peu moins grosse : ni l'une, ni l'autre ne sont douloureuse. Deuxième cautérisation le 20 oct. La troisième, qui a lieu le 23, détermine une douleur permanente dans les deux loupes, même sans qu'on y touche. — Le 25, quatrième cautérisation. Le 27, je fends avec précaution les deux escharres, ce que je puis faire, comme pour les autres sans exciter aucune douleur, ni sans déterminer aucun écoulemement de sang. La peau ayant été atteinte dans toute son épaiseur, j'arrive sur la surface supérieure de chaque kyste, que le caustique a à peine touché ; mais leur adhérence avec les escharres m'en fait retarder l'extraction, à laquelle je procède le 8 novembre pour une ; mais l'espèce de violence qu'il m'a fallu employer me fait attendre davantage pour la seconde. Dans le même moment, j'attaque les deux dernières loupes, qui sont beaucoup plus plus petites que les quatre autres et qui paraissent bien moins adhérentes.

21 *Nov.* — Fatigué d'attendre pour cette quatrième, je profite de ce qu'un des bords de l'escharre commence à se détacher pour en opérer l'énucléation à l'aide du manche d'un bistouri ; ce à quoi je réussis assez facilement, sans grande douleur, mais non pas sans déterminer un écoulement marqué de sang ; ce qui a tenu à ce que la loupe, qui commençait à perdre ses adhérences du côté où l'escharre se détachait, les avait conservées de l'autre côté. Aussi, dois-je dire que si j'ai pu me hâter sans danger pour la malade, parce que je n'agissais pas sur la peau, j'eusse cependant encore mieux fait d'attendre que la loupe eût perdu toutes ses adhérences, ce qui aurait eu infailliblement lieu et eût amené son expulsion de la cavité qu'elle s'était formée et qu'elle occupait. Cette loupe a été examinée au microscope par mon confrère et ami M. le Dr Mandl.

Quant aux deux dernières loupes cautérisées pour la première fois le 24 nov., puis les 26 et 50, et une dernière fois le 2 déc., leur extraction a été fort facile et n'a offert aucune circonstance qui mérite d'être notée.

La femme G*** aujourd'hui (31 déc. 1855) n'a vu reparaître aucune des loupes extraites ; elle en avait plusieurs autres qui n'ont fait jusqu'à présent aucun progrès, et qui ne la gênent en aucune façon.

24. Je crois avoir parfaitement démontré les dangers de l'emploi du bistouri pour l'ablation des loupes et avoir en même temps dit la cause de ce danger : il est tout entier dans l'érysipèle, dont l'action du bistouri cause si souvent le développement. La potasse caustique a une action toute opposée sur les tissus vivants : *elle les frappe de mort* ! Je n'ai nullement la prétention d'avoir découvert cette propriété ; il me suffit d'en avoir fait une heureuse application.

25. M. le professeur Cruveilhier me paraît être un des premiers qui ait fait connaître ce mode d'agir du caustique que j'emploie. Il a prouvé par ses expériences sur les animaux vivants que son action si énergique, si rapide sur les tissus qu'elle atteint, y anéantit toute vitalité, bien loin d'y déterminer aucun travail inflammatoire qui se propagerait aux tissus voisins (1), alors même que ces tissus sont connus pour être de ceux qui s'enflamment avec le plus de facilité.

---

(1) Il m'a été objecté que cette *ligne animée* qui se montre autour de l'escharre produite par la potasse caustique, étant de sa nature inflammatoire, on ne voit pas pourquoi cette inflammation ne se propagerait pas aux parties circonvoisines. Cette objection ne me paraît fondée ni en théorie, ni en fait ! Ce cercle, qui établit la démarcation entre les tissus vivants et ceux qui viennent d'être frappés de mort par l'action de la potasse caustique, n'est nullement inflammatoire, *il est vital* ! et la preuve, c'est la limitation qu'il offre toujours, ainsi que l'absence de toute chaleur et de toute sensibilité. Il résulte de l'accumulation des principes vitaux qui existent dans tous nos tissus, et qui s'irradient de tous côtés, poussés par une certaine force vitale centripète, pour empêcher que la mort qui a frappé une petite portion de tissu, ne gagne du terrain. Tandis qu'à la suite d'une incision de la peau, et surtout de la peau saine, il s'établit sur chacun des bords de la plaie, si petite qu'elle soit, un travail inflammatoire qui se montre animé,(ainsi que toute nflammation du reste), d'une certaine force centrifuge patho-

26. Un second fait médical, de la plus haute importance, prouve encore l'innocuité de la cautérisation par la potasse caustique; c'est son application à la cure radicale des varices (1). Tout le monde sait, en effet, avec quelle facilité les varices s'enflamment (*Phlébite*) surtout quand on les soumet à toute autre opération qu'une incision pure et simple, de peu d'étendue, et faite avec un bon instrument, comme dans la saignée (2) et dans les amputations. Il n'en est plus de même quand on attaque les veines avec un caustique qui offre une grande analogie avec celui que j'emploie, le caustique de Vienne, que lui a substitué A. Berard, qui avait adopté cette méthode. Voici comment M. Bérard s'explique lui-même quant à l'innocuité de la méthode de M. Bonnet : « Il est rare « que le traitement détermine des accidents. Quand il en survient, ils n'offrent point de gravité. Une seule fois, sur plus « de 500 cautérisations, il s'est déclaré une phlébite mortelle, « dont la cause peut être attribuée à des circonstances faciles à

---

logique, morbide, qui fait qu'elle fgagne superficiellement et en porfondeur aussi les tissus voisins. Les faits viennent à l'appui de la théorie que je viens de développer : combien d'érysipèles ne naissent-ils pas après la plus légère lésion de la peau ; tandis que je ne crois pas qu'on puisse me citer un exemple d'érysipèle à la suite de l'application d'un cautère par la potasse caustique.

(1) Celse (*Opera omnia. —* Liv. VII. - - Chap XXXI) est le premier qui ait institué une méthode pour la cure radicale des varices; il employait la cautérisation avec le cautère actuel. M. Bonnet, chirurgien distingué de Lyon, encouragé par M. Gensoul, a remis en vigueur cette méthode en substituant le cautère potentiel au cautère actuel. D'après la méthode rajeunie par M. Bonnet, la potasse caustique est appliquée sur le trajet de la veine, de manière à produire une escharre de 2 à 3 centimètres.

(2) Et cependant, tous les médecins savent que cette opération si simple donne, encore assez souvent, lieu à la phlébite, si facilement mortelle. M. Cruveilhier nous apprend qu'elle peut aussi causer un érysipèle qui, dans quelques cas, heureusement fort rares, a été mortel. —Voy. *Gazette des hôp.* An. 1849. — N° 142.

« éviter (1). » M. Bérard aîné, dernièrement encore doyen de la Faculté de médecine de Paris, dans l'art. *Pus* du *Dict. de méd.*, ou *Répertoire général*, 2ᵉ édit., tom. xxvi, p. 481), nous apprend que, depuis la publication de son Mémoire, son frère avait pu appliquer plus de trois cents fois le caustique de Vienne sur des veines variqueuses sans déterminer aucun accident.

27. Au témoignage d'A. Bérard, qui, je ne saurais trop le répéter, a pour moi la plus grande valeur, j'ajouterai celui de l'auteur de la *Revue clinique hebdomadaire de la Gaz. des Hôp.*, qui s'exprime ainsi au sujet de la méthode de traitement des varices par le caustique de Vienne : « Comment expliquer que « le caustique éloigne presque absolument les chances de phlé- « bite, si redoutables, au contraire, quand on touche aux vei- « nes dilatées avec l'instrument tranchant? Il faut peut-être « supposer qu'il a pour effet de resserrer les veinules aux « confins de l'escharre, de les oblitérer, et d'y rendre par là « l'inflammation impossible. Quoi qu'il en soit de cette expli- « cation, le fait est certain, et il suffit pour assurer à la cauté- « risation le suffrage des chirurgiens prudents. »

28. La potasse caustique fait plus que d'empêcher le développement de l'érysipèle et de la phlébite. Je vais montrer, par les deux faits suivants, qu'elle arrête le développement de la lymphagite, ainsi que celui du phlegmon diffus, qui accompagne si souvent l'érysipèle.

Obs. XV. Madame P***, âgée de 33 ans environ, d'un tempérament éminemment lymphatique, d'une mauvaise santé habituelle, portant probablement des tubercules dans les poumons, et que je venais cependant de guérir, à l'aide des préparations d'or, d'un engorgement considérable des glandes du cou (1), me fit appeler, le 20 octobre 1844, pour une maladie

---

(1) *Mém. sur le traitement des varices par le caustique de Vienne*, dans la *Gaz. méd.*, an. 1842.

(2) C'est en juillet 1837, que j'entrepris cette cure qui fut terminée au mois de novembre suivant ; elle date donc aujourd'hui

d'une nature assez singulière, et qui a été dans ces derniers temps l'objet d'études sérieuses et approfondies. Il lui était survenu depuis quelques jours un gonflement assez marqué de la jambe droite ; et, à l'examen que j'en fis, je reconnus un œdème de la portion moyenne postérieure de la jambe, avec existence de deux cordons parallèles à la longueur du membre, s'étendant depuis le jarret jusqu'au bas de la jambe. Ces cordons, qui étaient fort durs, peu douloureux à la pression, sans changement de couleur de la peau, offraient de nombreux renflements. Cette maladie, sans être fort douloureuse, gênait considérablement la marche et inquiétait la malade. Je diagnostiquai une *lymphagite*, que je combattis d'abord par les émollients et les adoucissants, et ensuite par les pommades résolutives. Ces moyens ne m'ayant donné aucun résultat satisfaisant, j'essayai (30 octobre 1844) de la cautérisation transcurrente, à l'aide de la solution de potasse caustique. Cette cautérisation fut renouvelée à des intervalles assez éloignés (les 1er, 9, 14, 20 et 27 nov.), car je n'avais pas besoin de faire pénétrer le caustique à une grande profondeur. Les premiers effets de ces cautérisations, qui étaient généralement assez douloureuses, furent de dissiper l'œdème et la douleur profonde qui existait dans le membre (*phlegmasia alba dolens*), et de faciliter ensuite l'usage de la jambe en amenant une diminution marquée de l'engorgement des deux vaisseaux lymphatiques malades. Deux dernières cautérisations, pratiquées les 5 et 10 déc. dissipèrent entièrement ce qui restait de cette sub-inflammation ; et madame P***, qui ne s'est plus jamais ressentie de cette maladie, retrouva le libre exercice du membre droit.

Obs. XVI. Mme la marquise de Pl***, au commencement de 1845, fit d'assez haut une chute sur le front. Il en résulta une plaie au fond de laquelle on apercevait le frontal dans une étendue de la grandeur d'une pièce de deux francs ; en outre,

---

31 déc. 1852) de plus de quinze ans, et rien n'est encore venu la démentir.

une artère fut rompue, et fournit une assez grande quantité de sang pour que M. le professeur Roux, que je m'empressai d'appeler en consultation, se trouvât dans la nécessité de faire la ligature d'une des artérioles fournies par la temporale et les auriculaires. Mais la double incision, qu'il fallut faire pour rechercher l'artériole à son origine, détermina un effrayant érysipèle, qui envahit presque tout le cuir chevelu et faillit faire succomber la malade, alors âgée de 86 à 87 ans; et causa le développement d'un immense phlegmon avec décollement dans toute la région du temporal, en avant de la fosse zygomatique, où paraissait être le foyer principal, en arrière dans la région occupée par le rocher, et supérieurement sur une grande portion du pariétal. J'avais pratiqué une première ouverture à l'aide d'un morceau de potasse caustique, placée au-dessus et en arrière de l'oreille droite, point où s'était d'abord manifesté le phlegmon pour s'étendre ensuite comme je l'ai dit. Mais la manière dont il s'était ensuite a cru faisait que l'ouverture que j'avais pratiquée était très défavorablement placée pour procurer l'écoulement du pus, qui, remplissant quotidiennement cette immense poche, augmentait sans cesse le décollement. Aussi le même chirurgien qui avait fait la ligature pensa-t-il qu'on ne pourrait obtenir la guérison d'un semblable abcès qu'*en mettant à nu toute cette immense surface suppurante*. Mais je craignis que la malade ne pût résister au développement d'un nouvel érysipèle. Je me rappelai alors les résultats que m'avait donnés l'application du premier cautère, et j'en appliquai immédiatement un sur la région postérieure du crâne, à la réunion des pariétaux avec l'occipital. Le lendemain de cette application, je trouvai le décollement diminué des sept huitièmes de son étendue primitive ; aussi ne s'écoula-t-il qu'une très petite quantité de pus à la chute de l'escharre, qui se fit longtems attendre. Ce fait me donna la pensée de tracer sur la peau, à l'aide d'un pinceau de bois trempé dans une solution concentrée de potasse caustique, dans toutes les directions où s'irradiait le phlegmon, de petits traits sur lesquels je me disposai, le lendemain, de faire agir peu profondément le bistouri, qui n'aurait aussi intéressé que des tissus préalablement frappés de mort. Mais quel ne fut point mon étonnement quand je remarquai une diminution dans l'étendue du phlegmon et dans la quantité du pus épanché ! Une nouvelle cautérisation transcurrente fut immédiatement faite sur les mêmes traits que la première, et suivie, le lendemain, d'une amélioration encore plus marquée, puisque déjà plusieurs portions de la surface suppurante commençaient à adhérer aux os sous-jacents. Je poursuivis ainsi avec cette cautérisation superficielle le décollement partout où il continuait de se manifester, et l'action en fut si puissante que deux cautérisations déterminèrent la résorption du pus et le recollement complet de la peau dans la fosse zygomatique, où le pus s'accumulait à cause de la position déclive de cette région, et où il n'avait plus d'issue, quand j'eus obtenu l'adhésion de la peau entre cette portion encore suppurante, que par l'ouverture faite avec la potasse caustique. Ce remarquable résultat fut obtenu en dix ou douze jours.

29. Les loupes et les tumeurs analogues n'occupent pas seulement le cuir chevelu ; on en voit se développer sur les joues, dans l'épaisseur des sourcils, des lèvres, au milieu des masses musculaires qui garnissent la région postérieure du cou. Dans toutes ces diverses régions, le danger est le même quand on les attaque par le bistouri ; son action peut déterminer le développement d'un érysipèle, et l'érysipèle de la face est tout aussi facilement mortel que l'érysipèle du cuir chevelu, vers lequel il se propage presque toujours pour gagner le cerveau, soit par les orbites soit par les sutures sagittales. Eh bien ! puisqu'il en peut être ainsi, et des faits trop nombreux sont là pour ne pas permettre le doute à ce sujet, il faut faire à l'ablation de ces tumeurs l'application de la même méthode qui a donné de si heureux résultats pour le cuir chevelu. C'est ce que j'ai fait , et le succès a répondu à mon attente ; seulement, je dois dire que ces tumeurs n'étant pas toujours constituées comme celles qui siègent sur la tête, il ne suffit plus de diviser la peau par l'action caustique ; il faut de plus détruire la tu-

meur elle-même par une succession de cautérisations répétées
dans lesquelles on a soin de respecter la peau, afin d'avoir ensuite une cicatrice analogue à celle qu'aurait donnée l'instrument tranchant.

Obs XVII. — Le nommé Jassogne, concierge dans l'ile
Saint-Louis, adonné à l'ivrognerie, mais d'une bonne santé,
portait sur l'os de la pommette du côté gauche, une tumeur qui
avait le volume et la forme d'une moitié d'œuf ; il ignore à
quelle époque, on pourrait faire remonter le commencement
de cette tumeur, qui ne lui cause du reste ni douleur, ni
gêne et qui est fort dure au toucher.

Je fis une première cautérisation le 20 novembre 1846, et
elle fut renouvelée les jours suivants, d'abord tous les jours,
puis tous les deux jours, et ensuite seulement deux à trois fois
par semaine. Vers la fin de novembre une première escharre se
détacha et permit de faire pénétrer la cautérisation plus profondément en déposant le caustique dans le sillon laissé par la
chute de l'escharre. Une seconde et une troisième escharre se
détachèrent successivement et permirent de faire avancer la
cautérisation, qui avait divisé, vers la moitié du mois de décembre, la peau fort épaisse en cet endroit.

Quand la chute de cette troisième escharre, chute qui fut faci-
litée par un écoulement assez abondant de sérosité, eut permis
à l'œil d'explorer l'intérieur de la tumeur, je reconnus qu'elle
était constituée par une matière blanche, ressemblant assez à
du saindoux, renfermée dans de nombreuses cellules et non
point dans une seule membrane ou kyste. Je dus alors détruire
tout l'intérieur de cette tumeur par des cautérisations successives, et en faisant pénétrer le caustique sous la peau, ce qui
put avoir lieu sans causer presque de douleur et en n'excitant,
comme seul phénomème de réaction, qu'un peu de rougeur à la
peau. Il me fallut encore pratiquer douze ou quinze cautérisations à des intervalles variés. Au fur et à mesure que la tumeur
diminuait de volume, la solution de continuité obtenue par les
premières cautérisations diminuait d'étendue, au point qu'il
était difficile dans les derniers moments de faire pénétrer le

caustique sous la peau. La dernière cautérisation fut faite le 5 février 1847. La tumeur était alors entièrement effacée, et il n'en restait pas d'autre trace qu'une cicatrice linéaire longue de 15 millimètres environ, et semblable à celle qui aurait succédé à l'incision faite par le bistouri. Aucune rechute n'est venue démentir cette cure (31 déc. 1852).

Obs. XVIII. — Saulnier, âgé de 55 ans, d'une bonne constitution et d'une bonne santé habituelle, porte sur le front, entre la bosse frontale gauche et l'extrémité interne du sourcil, une tumeur ayant la forme d'une demi-sphère, proéminente de 15 à 18 millimètres, et ayant à sa base 28 millim. de diamètre. L'origine de cette tumeur remonte à sept ans environ, époque où elle n'avait guère que le volume d'un gros pois. Elle fit d'abord des progrès fort lents ; mais depuis les six derniers mois, elle a acquis le volume d'une grosse noix. Au dire de Saulnier, cette tumeur commença à se développer peu de temps après un coup violent qu'il s'était donné au front, et après que l'ecchymose, assez considérable, qui lui succéda, se fut dissipée.

Je pratiquai immédiatement (16 sept. 1849) une première cautérisation, qui fut renouvelée les 18, 19, 24 et 26 sept. — Je ne revis le malade que le 7 oct., et je trouvai la tumeur très diminuée par suite d'un écoulement abondant de sérosité, qui eut lieu cinq ou six jours après la dernière cautérisation. Je reconnus en même temps que la peau était divisée dans toute son épaisseur, et dans la moitié environ de l'étendue de l'escharre. Immédiatement sous la peau, existait une membrane blanchâtre, que je dus prendre pour la membrane propre du kyste ; mais quand j'essayai d'en détacher la peau, je reconnus qu'elle y adhérait intimement, qu'elle était fort mince, puisqu'elle se rompit au moindre effort que je fis pour l'en détacher. Je pénétrai alors dans le centre de la tumeur, qui me parut composée de sang extravasé et d'une matière blanchâtre, assez semblable à celle qu'on trouve dans les autres loupes, cependant plus consistante et que je considérai comme de l'albumine organisée.

Je pratiquai une huitième cautérisation, en ayant le soin de faire pénétrer le caustique le plus profondément possible dans le centre de la tumeur; elle fut suivie d'un suintement sanguinolent, qui s'échappait du centre de la tumeur, et que j'eus beaucoup de peine à arrêter. Cette cautérisation excita à peine de douleur, et un peu d'engourdissement dans la tempe droite. Neuvième et dixième cautérisations les 10 et 16 oct., qui furent suivies du même phénomène. A cette dernière époque, la tumeur était diminuée au moins de moitié. Onzième, douzième et treizième cautérisations les 20-27 oct. et 2 nov. A cette dernière cautérisation, je pus encore mieux me convaincre qu'aux précédentes de l'adhérence intime de la face musculaire de la peau avec la surface de la membrane du kyste. De sorte que si on avait voulu enlever cette tumeur avec le bistouri, on n'aurait pu y réussir qu'à l'aide d'une patiente dissection, qui, par sa longueur, aurait augmenté les chances du développement d'un érysipèle.

10 *nov.* — La tumeur du front est aujourd'hui diminuée au moins des deux tiers ; je pratique la quatorzième cautérisation, en ayant toujours le soin de faire pénétrer le caustique au milieu du produit morbide et sous la peau, avec laquelle la tumeur conserve la plus forte adhérence. Toutes ces cautérisations, qui n'intéressaient plus la peau, n'ont excité aucune douleur, mais ont été toujours suivies d'un écoulement abondant de sang. — 17 nov. quinzième cautérisation. La tumeur continue de diminuer rapidement ; mais son adhérence à la peau est mieux caractérisée que jamais.

3 *déc.* — J'ai revu aujourd'hui (après une assez longue suspension de traitement) M. Saulnier, et j'ai été fort émerveillé de voir combien sa loupe est aujourd'hui diminuée; diminution de plus en plus marquée chaque fois qu'est tombée l'escharre, qui s'est renouvelée deux ou trois fois. — Seizième cautérisation. Je pratique la dix-septième le 10 déc., et elle fut suivie d'une nouvelle diminution de la tumeur, ainsi que la dix-huitième cautérisation, qui a lieu le 24 déc. suivant.

Enfin le 14 janvier 1850, en voulant enlever l'escharre, qui était fort adhérente, j'ai entraîné avec elle un kyste, gros comme un grain de plomb n° 4, et qui adhérait évidem'ment au périoste. Après cette petite opération, qui a eu lieu sans douleur, et qui a été suivie de l'écoulement d'un peu de sang, il ne restait plus qu'un peu d'empâtement autour de la petite plaie. Ce kyste a été l'objet d'un examen microscopique fait avec l'aide de mon ami M. le Dr Mandl.

30. Dans les deux cas qui précèdent, les tumeurs que j'ai détruites n'étaient qu'une véritable difformité ; mais il arrive souvent qu'elles sont en même temps et une difformité et une cause de gêne. Ainsi, chez un de nos malades, la tumeur occupait l'épaisseur de la lèvre et diminuait un peu la liberté de la parole ; chez l'autre, située dans l'épaisseur du sourcil, elle diminuait le champ de la vision, et rendait moins libre le mouvement de la paupière supérieure.

OBS. XIX. Le nommé Blanchard, rue et île Saint-Louis, âgé de 52 ans, portait dans l'épaisseur de la lèvre supérieure à droite et près de l'aile du nez une tumeur grosse environ comme une balle de calibre. Son origine remontait à deux ans au moins. D'abord grosse comme un petit pois, elle était restée longtemps presque stationnaire ; mais depuis six mois elle a fait des progrès assez rapides pour atteindre la grosseur actuelle. Elle est insensible au toucher, bilobée et à son sommet on aperçoit une veine variqueuse.

La première cautérisation fut pratiquée le 30 mars 1848, en traçant sur la tumeur une ligne perpendiculaire à l'ouverture de la bouche ; cette cautérisation fut renouvellée, le 31 mars et les 1er, 5, 6, 8, 10, 14, 17 et 22 avril. A cette époque, la peau fut intéressée dans toute son épaisseur et l'escharre, en se détachant permit d'apprécier la nature de la tumeur, qui n'était pas renfermée dans un véritable kyste ; mais c'était une matière blanchâtre contenue dans les aréoles du tissu cellulaire et divisée par conséquent en plusieurs lobes et lobules. Il fallut alors attaquer le centre de la tumeur en portant le caustique sous la peau, et en détruisant ainsi par des cautérisations successives toutes les productions morbides. Ce qui fut fait par des cautérisations répétées les 3, 6,11,16,20 et 31 mai.|On voit que j'éloignais les applications du caustique au fur et à mesure que j'avançais dans mon travail de destruction. Deux dernières cautérisations furent faites les 5 et 10 : au fur et à mesure que la cautérisation détruisait le centre de la tumeur, la peau s'affaisait, les bords de la plaie se rapprochaient, et la cicatrice qui succédait à cette opération était linéaire et sans aucune bride. —J'ignore ce qu'est devenu ce malade qui, s'étant compromis dans l'insurrection de juin, a été sans doute déporté.

Obs. XX. — Théodore G***, fils de la femme G*** qui fait l'objet de l'observation XIVe (23), et que j'ai débarrassée de plusieurs loupes, porte sur le sourcil droit, vers l'angle externe de l'œil une *tumeur congénitale*, oblongue, molle et presque fluctuante.

Je pratiquai le 9 septembre 1847, avec la solution concentrée de potasse caustique, une première cautérisation linéaire perpendiculaire à l'axe dn corps et parallèle au plus grand axe de la tumeur ; cette cautérisation fut renouvellé les 10, 11, 13, 16, 20 et 27 suivants.

Le premier octobre, je fis une huitième cautérisation, le long du bord supérieur de l'escharre, qui se relevait dans toute son étendue. — Le 6 on aperçoit sur le trajet de la précédente cautérisation une ligne semi-transparente, qui indique qu'on doit être bien rapproché du kyste ; neuvième cautérisation. Le 11, cautérisation après avoir enlevé une portion superficielle de l'escharre, qui s'était détachée seule. — 20 octobre ; depuis la cautérisation du 11, état presque stationnaire ; cependant aujourd'hui l'escharre paraît se détacher un peu ; mais il me semble que le kyste n'est pas encore atteint, ce qui me fait avoir recours à une nouvelle cautérisation, en ayant le soin de faire en sorte de la faire pénétrer sous l'escharre. — 27. L'escharre se détache en partie à chacune de ses extrémités ; mais sa partie moyenne reste fortement adhérente ; je prends le parti de la fendre légèrement en ayant bien le soin de n'intéresser dans mon incision que la portion de peau désorganisée par le caustique ; aussi n'ai-je causé ni douleur, ni effusion de sang. J'ai enlevé en outre toute la portion de l'escharre qui se détachait : cette double opération m'a fait acquérir la certitude que la cautérisation n'avait point encore intéressé la peau dans toute son épaisseur ; aussi ai-je pris le parti de faire une nouvelle cautérisation ; c'est la douzième.

8 *Nov.* Cette dernière cautérisation du 27 oct. a été en partie décisive ; en effet, le kyste s'était vidé en partie en laissant échapper par le bord externe du sourcil un flot d'une matière blanchâtre, filante, homogène, et dont les molécules étaient assez adhérentes entre elles pour former un long cordon que le malade a comparé à un morceau de macaroni. Aujourd'hui j'ai fini de vider le kyste, qui renfermait encore de cette matière assez semblable à du lait caillé ; mais quand j'ai voulu enlever le kyste lui-même, je l'ai trouvé si adhérent au bord supérieur de la solution de continuité formée par l'escarrhe que j'avais préalablement et facilement enlevée, que j'ai cru devoir faire le long du bord une nouvelle cautérisation afin d'arriver à enlever le kyste sans exciter de douleur, et surtout sans irriter la peau.

Cette dernière cautérisation a été suivie d'une réaction assez vive et d'un gonflement de la région surciliaire de la paupière assez intense pour que le globe de l'œil ait été pour un moment entièrement caché ; mais du moins elle a été décisive et aujourd'hui (12 nov.) l'escarrhe, qui s'était de plus en plus rétrécie, est tombée entièrement avec les parois du kyste,

En arrachant (le 16 nov.) une petite croûte, j'acquis la conviction qu'il ne restait plus aucune trace ni du kyste ni de la tumeur; aussi le sourcil est-il aujourd'hui collé sur l'os, comme celui du côté gauche. Mais la cicatrice offre une dépression très marquée sous la forme d'un sillon dans lequel on pourrait faire pénétrer la lame d'un couteau et qui est un indice certain que dans ce cas comme dans celui de l'Obs. VII (15) il y avait commencement d'altération de l'os, aussi le sourcil ne cache-t-il qu'incomplétement la cicatrice, qui dans ce cas comme dans tous ceux où l'os est altéré, adhère à l'arcade surciliaire.

51. Dans les deux observations suivantes ; chaque tumeur n'avait encore acquis qu'un volume insignifiant ; mais chacune occupait des régions, où leur développement pouvait devenir une grande cause de gêne. Elles ont été l'une et l'autre, vu leur peu de volume et le peu d'épaisseur de la peau qui les recouvrait, détruites avec la plus grande facilité et très promptement.

Obs. XXI. La femme Saulnier, âgée de 28 ans, demeurant à Paris, rue de la Cerisaie, est venue me consulter le 16 septembre 1849, pour une petite tumeur située un peu au-dessus de l'angle externe de l'œil droit ; cette tumeur, dont l'origine remontait à environ seize mois, commençait à prendre un peu de développement depuis quelques semaines, et elle a acquis aujourd'hui le volume d'un gros pois. Je pratiquai immédiatement une première cautérisation ; elle causa une vive douleur qui se prolongea assez longtemps. — Cette cautérisation fut renouvellée les 17-18-24 et 26 septembre.—Le 5 octobre, en enlevant l'escharre, qui commençait à se détacher, j'ai entraîné avec elle une petite masse composée de matière sébacée, qui remplissait une petite cavité, sans être renfermée dans un kyste bien évident ; je ne fis rien autre chose que de bien nettoyer cette cavité, qui trois à quatre jours après était complétement refermée, laissant une cicatrice à peine visible.

La guérison qui précède a été obtenue par une opération bien simple et qui, malgré la douleur qu'elle a excitée, n'a été suivie d'aucun accident ; il n'en est plus de même si elle est pratiquée à l'aide de l'instrument tranchant. Ainsi il m'a été parlé d'un jeune homme de la société qui, ayant été opéré à l'aide du bistouri d'une tumeur semblable et située de même, en avait ressenti une douleur si vive, qu'elle détermina une syncope suivie d'une attaque de nerfs.

Obs. XXII. — Mlle Clémentine M***, âgée de 18 ans environ, avait, dans l'épaisseur de la grande lèvre, du côté droit, une tumeur du volume environ d'un gros pois et qui gênait quelquefois un peu la marche. L'application d'un morceau de potasse caustique gros comme un grain de millet suffit pour ouvrir (11 février 1841) un petit kyste qui renfermait de la matière sébacée analogue à de l'huile d'olive congelée. Une légère pression exercée sur le kyste le vida entièrement et une seconde cautérisation, pratiquée avec la potasse caustique liquide, fut suffisante pour détruire complétement ses parois. La cicatrisation de la petite plaie qui en résulta fut fort rapide.

32. L'observation suivante démontre, ainsi qu'une autre que je relaterai plus tard, que le plus grand nombre de ces tumeurs se développe sous l'influence d'une cause commune et semblable, quelque soit, du reste, le siége qu'elles occupent. Ainsi, dans cette observation, on rencontre en même temps une loupe occupant le cuir chevelu et une seconde tumeur d'une nature un peu différente, mais analogue cependant, quoiqu'elle ait son siége, ainsi que dans un cas précédent, dans l'angle interne de l'œil.

Obs. XXIII. — Elisa Jassogne âgée de 50 ans, bien réglée, bien portante, fille de Jassogne, sujet de l'Obs. XVII (29), porte deux loupes : une première, grosse comme un œuf de pigeon, occupe le derrière de la tête sur la suture qui unit le pariétal gauche avec l'occipital. — La seconde a son siége à l'angle interne de l'œil droit et a le volume d'une amande ordinaire.

La première de ces loupes a été enlevée par quinze à dix-huit cautérisations, pratiquées du 15 avril au 15 mai suivant (1847). Elle m'a offert le même aspect et la même composition que les loupes ordinaires ; seulement elle renfermait une matière plus ramollie.

A cette même époque du 15 mai, j'attaquai la seconde loupe par une suite de cautérisations successives faites avec la plus grande prudence à cause du voisinage de l'œil. Cette seconde loupe n'était pas renfermée dans un kyste du moins apparent, et la matière qu'elle renfermait, aussi durcie que celle contenue dans la loupe dont j'avais débarrassé le père, offrait quelque analogie avec de l'axonge. Vers la fin de ce traitement qui fut plus long que pour la loupe de la tête, la tumeur qu'on aurait pu croire absolument détruite, se développa tout à coup une première fois et se vida presque entièrement en fournis-

sant un pus de très bonne nature. Ce phénomène s'était manifesté à la suite des dernières cautérisations ; je n'en pratiquai
pas moins une nouvelle, et cette fois avec le soin de faire pénétrer le caustique par l'ouverture qui avait donné l'écoulement au pus, dans l'intérieur même de la tumeur. Cette cautérisation qui fut décisive, donna lieu à une tuméfaction encore plus considérable que la première et qu'il fallut combattre
par l'application de petits cataplasmes émollients. Ces applications déterminèrent la sortie d'une abondante quantité de pus,
qui fut suivie non-seulement de la juxta-position des parois du kyste, mais aussi de leur adhérence ; car en cautéri-
sant le point d'écoulement, j'essayai, en vain, de faire pénétrer du caustique dans l'intérieur du kyste.

La guérison de cette seconde loupe était complète, quand
celle de la tête, qui n'était point encore entièrement cicatrisée
et qui avait toujours offert un léger suintement, se développa
de nouveau ; mais en arrachant une petite croûte qui recouvrait une partie de la cicatrice, j'entraînai un petit fragment
du kyste, qui avait échappé aux précédentes cautérisations et
qui était la cause de ce qui était survenu en dernier lieu. Je
fis une cautérisation des parois du kyste le 1ᵉʳ octobre et je la
renouvellai le 6 suivant ; celle-ci fut la dernière, la tumeur
s'affaissa complètement ; les parois supérieures de la tumeur
vinrent adhérer sur les parois inférieures, et la cicatrisation
s'opéra rapidement.

Elisa Jassogne a succombé dans les premiers mois de l'année 1852 aux progrès rapides d'une affection tuberculeuse des
poumons, sans que rien fût venu démentir cette double guérison.

33. J'opposerai encore à tous ces succès obtenus par ma
méthode (et obtenus sans difficultés, sans le plus léger accident), des faits plus récemment observés que ceux que j'ai déjà
relatés et qui prouvent surabondamment les risques que fait
courir le bistouri. Ainsi dans l'observation que j'intercalle ici,
l'issue fatale de l'opération chirurgicale prouve ses dangers
même quand la tumeur qu'on veut enlever n'occupe pas le

cuir chevelu ou la face. C'est à cette observation que je faisais allusion plus haut.

Obs. XXIV. Un anglais âgé de 50 ans environ, d'un tempérament sanguin, occupant dans son pays une position fort élevée, avait vu survenir, sans cause appréciable, à la base d'une des bosses occipitales, une tumeur qui avait fini par acquérir par un accroissement fort lent, un volume tel qu'elle constituait une difformité désagréable. Aussi, quand il vint à Paris pour être débarrassé de sa tumeur, insista-t-il auprès de l'habile chirurgien qu'il consulta, et qui montrait quelque répugnance à faire cette opération, qui fut pratiquée le 28 mars 1850, sans qu'il se manifestât rien de particulier. Les deux jours qui suivirent l'opération se passèrent parfaitement bien ; mais le troisième jour au matin, la cicatrice devint douloureuse, s'enflamma, et il se développa rapidement un érysipèle, qui ne tarda point à gagner le cuir chevelu, envahit toute la tête, et s'accompagna rapidement de symptômes cérébraux. C'est en vain qu'on mit en usage une médication fort active et fort énergique, le malade n'en succomba pas moins le 11 avril : l'autopsie n'en a point été faite.

Cette observation m'en rappelle une autre, dont l'issue a été aussi fatale, et qui a été rapportée par Astley Cooper, qui, ainsi que nous l'avons vu plus haut (17), s'est specialement occupé de ce sujet.

Obs. XXV. « Une dame était attaquée sur le cuir chevelu « d'une tumeur enkystée : on lui en fit l'ablation. Trois jours « après cette opération, la malade eut l'imprudence de prendre « un bain froid. Quelques moments après, elle fut saisie de fris- « sons et de douleurs vives à la tête ; une inflammation érysipé- « lateuse se déclara sur la tête et la face, et malgré les secours « les plus prompts que lui administra un médecin très distingué « (le docteur Baillie), cette femme succomba à cette inflamma- « tion.

34. J'invoquerai encore ici le témoignage du professeur Lallemand, que j'ai déjà nommé : consulté il y a quelques années, alors qu'il occupait à Montpellier la chaire de clinique

chirurgicale, où il a laissé de si brillants souvenirs, par un individu de la société, qui portait une loupe sur la tête et qui voulait en être débarrassé. M. Lallemand, qui connaissait les dangers de ce genre d'opération, fit tout ce qu'il put pour l'en dissuader et se refusa formellement à l'opérer. Quelques mois après, il rencontra à l'établissement qu'il a fondé à Vernet (Pyrénées-Orientales), la femme de ce même individu ; mais elle était en grand deuil. Interrogée par lui, cette dame lui raconta qu'elle avait tout récemment perdu son mari, qui, méprisant ses sages avis, avait voulu faire enlever sa loupe. *Un érysipèle du cuir chevelu, qui s'était développé peu de temps après l'opération, l'avait fait rapidement succomber !*

Un de mes clients a connu un monsieur, qui ayant été opéré d'une loupe, est mort le cinquième jour de l'opération d'un érysipèle de la face et du cuir chevelu.

Je soigne dans ce moment (mai 1852) un artiste de la province, qui porte 8 loupes dans la tête ; deux avaient déjà été heureusement enlevées par le bistouri, lorsqu'il apprit qu'une dame âgée de 40 ans liée avec des personnes de sa famille venait de mourir d'un érysipèle du cuir chevelu et de la face, qui s'était développé à la suite de l'ablation d'une loupe qu'elle avait à la tête. — Pendant que je traitais Théodore G*** qui fait le sujet de l'obs. XX (30), un camarade de ce jeune homme entrait à l'hospice pour se faire débarrasser d'une loupe qu'il portait au milieu du front, et il y mourait peu de temps après l'ablation par le bistouri, qui fut suivie d'un érysipèle de la face (1).

35. Je pense qu'il ne sera pas sans quelque intérêt de rechercher maintenant quelle est la nature de ces tumeurs, et quelles sont leurs causes ?

---

(1) Je retrouve encore dans mes notes six autres faits *dont quatre mortels* ! d'érysipèles survenus à la suite d'ablation de loupes ou d'autres tumeurs. Je dois ajouter que plusieurs des individus que j'ai opérés par ma méthode, avaient été témoins de faits semblables, ce qui les empêchait d'avoir recours au bistouri, malgré la rapidité et la simplicité de ce genre d'ablation.

On les a divisées en deux classes : *loupes enkystées*, et *loupes non enkystées* : je m'occuperai d'abord des premières. — On en rencontre sur toutes les parties du corps ; cependant, elles siégent de préférence sur le cuir chevelu, à la face, dans le voisinage des orbites : elles sont rarement isolées. Astley Cooper (*Loc. cit.*, tom. II. p. 396) a vu un malade qui en avait neuf sur la tête, un autre qui en avait seize. « Il n'est « pas rare, dit-il, d'en trouver chez le même individu qua- « torze, quinze et même seize. Je ne puis à ce sujet résister au désir de citer l'observation suivante empruntée à Alibert(1).

Obs. XXVI. « Le nommé François Cantal, parvenu à l'âge « mûr, d'un tempérament lymphatique, ayant les yeux bleus, « mais les cheveux et les sourcils noirs, présentait une quan- « tité innombrable de loupes graisseuses à la surface antérieure « de son corps. Ces loupes, dont les unes étaient implantées « dans le cuir chevelu, les autres répandues sur le visage, la « poitrine, l'abdomen, le dos et les extrémités, n'avaient pas « toutefois le même volume, la même forme et la même con- « sistance ; leur grosseur variait depuis les dimensions d'une « olive jusqu'à celles d'une poire. Les unes étaient dures, réni- » tentes, et semblaient remplies d'une humeur ayant beaucoup « de ressemblance avec le suif ordinaire. Telles étaient celles « que l'on trouvait à la surface de la tête ; elles étaient petites, « aplaties, sans doute à cause de la résistance des enveloppes « extérieures du crâne, qui les empêchait de se développer. Les « Les autres étaient arrondies, moins fermes que les précé- « dentes ; à la partie antérieure du corps, on en voyait une qui « simulait un goître ; celles qu'on trouvait sur les épaules et « sur le dos étaient lâches, pendantes, avaient un pédicule « étroit, formé seulement par la peau ; leur fond sembait « formé par des pelotons de vaisseaux lymphatiques ; la peau « qui les recouvrait était violette, plissée et ridée. Les loupes « qu'on trouvait sur les membres thoraciques et abdominaux

---

(1) *Nosologie naturelle ou les maladies du corps humain distri- buées en familles.* — Paris, 1828, tom. I, pag. 514.

« n'offraient rien de particulier : elles s'y étaient développée,
« en nombre très considérable. Toutes ces tumeurs étaient
« sans douleurs, sans chaleur, et n'incommodaient le malade
« que par leur effrayante multiplicité. L'enveloppe cutanée se
« faisait remarquer par une flacidité et une mollesse extraordi-
« naires. »

36. La cause d'une si singulière maladie est difficilement
appréciable. Certainement, dans quelques cas, elle est locale
comme la maladie elle-même. Un coup, une chute sur la tête,
une pression prolongée sur une partie quelconque du corps,
peuvent déterminer le développement d'une tumeur de ce genre. Mais lorsqu'elle apparaît spontanément, lorsqu'il en naît un
grand nombre chez le même individu, comme dans les observations précédentes, il faut bien alors admettre une disposition
particulière, et, par conséquent, des causes spéciales. Il faut
ranger parmi elles l'hérédité. *«Ces tumeurs sont héréditai-
res !* » dit Astley Cooper (*Loc. cit.,* pag 397). Il ajoute qu'il a
souvent entendu faire à des malades la réflexion suivante :
« J'ai plusieurs tumeurs sur la tête. et mon frère (ou ma mère)
« en a également. » Il fait, de plus observer qu'on rencontre
de ces tumeurs chez plusieurs membres d'une même famille.
« Le docteur Pacifico, dit-il encore, me pria d'enlever plusieurs
« de ces tumeurs à un malade. Lorsque j'eus terminé cette
« opération, un parent de l'opéré me dit : Monsieur, vous
« m'obligerez de me faire la même opération ; et un autre
« membre de la même famille me fit la même demande. »

Quelques-uns des faits que j'ai consignés dans ce Mémoire
viennent à l'appui de l'opinion de Cooper. Ainsi, le père et
l'aïeul, et un oncle paternel de M. Gaudichaud (*Obs. V*, 12),
avaient eu tous trois des loupes dans le cuir chevelu ; la mère
de M. A*** (*Obs. XIII*, 22) ainsi que sa sœur en avaient eu
pareillement ; chez toutes deux, elles ont été enlevées par le
bistouri sans accident. L'*Obs. XIV* nous est fournie (23) par
la femme Gaillet, dont le fils. le nommé Théodore G***, est le
sujet de l'*Obs. XX* (30); enfin, j'ai traité le nommé Jassogne
(*Obs. XVII*, 29) et sa fille (*Obs. XXIII*, 32) pour des lou-

pes siégeant à la face ou dans le cuir chevelu. Je citerai bientôt un autre exemple d'hérédité, emprunté à la *Physiologie patholo-gique* de M. H. Lebert. Enfin, j'ai été consulté, le 23 avril 1850, par M. F***, qui porte une petite loupe dans le cuir chevelu , et une tumeur qui m'a paru être un lipome, et qui est situé dans la profondeur des muscles, qui recouvrent la hanche droite. La sœur de M. F*** porte plusieurs loupes dans le cuir chevelu, et comme il y en avait une qui avait acquis quelque volume et qui la gênait, elle lui a été enlevée à l'aide du bistouri, et sans aucun accident, par M. le docteur Gambournac , médecin à Bourges. Le père de ces deux personnes a été opéré par Blandin d'une tumeur assez volumineuse (*Lipome* ou *Stéatome*) qui siégeait sur un des côtés de la colonne vertébrale, et qui, au dire de l'opérateur, offrait un commencement de dégéné-rescence.

37. Sans me prononcer sur l'influence que peut exercer le vi-rus syphilitique pour causer une semblable maladie, je citerai le fait suivant, qui n'est pas sans quelque intérêt : « Marjolin a vu, à l'hospice de la Salpêtrière, une femme qui avait été af-fectée plusieurs fois de syphilis, et chez laquelle la face, le cou, le tronc, les bras et les cuisses étaient couverts de plus de cent lipomes pédiculés ; la peau qui les enveloppait était de couleur bleuâtre ; le volume de la plupart de ces lipomes, à leur base, n'excédait pas celui d'une noix ; beaucoup d'entre eux étaient plus petits (*Répertoire général des sc. méd.*, t. XVIII, p. 200, à l'art. LOUPE). On comprend que, tout en ad-mettant le fait, on peut contester la cause, qui aurait été ren-due plus probable si un traitement anti-syphilitique avait fait disparaître tous ces produits pathologiques.

38. Je vais maintenant rechercher quelle est la nature intime de ces tumeurs. « En les disséquant, dit Astley Cooper, (*Loc.* « *cit.*, p. 598), on trouve qu'une partie de leur surface adhère « très fortement à la peau ; dans d'autres parties, cette union a « lieu simplement à l'aide du tissu cellulaire. Lorsqu'on a en-« levé la peau, on trouve un kyste qui est enchâssé dans le « tissu cellulaire à une profondeur plus ou moins grande, et

4

« proportionée au volume de ces tumeurs ; l'épaisseur de la
« membrane qui entre dans la formation du kyste varie d'après
« le siége de la tumeur. Est-elle située sur la face ou près de
« l'angle de l'œil, le kyste est très mince, et devient friable
« par la moindre pression ; est-elle située sur le dos, le kyste
« est beaucoup plus épais ; a-t-elle son siége sur la tête, le
« kyste est très dur et si épais, que sa forme n'est pas même
« altérée, lorsqu'on a donné issue aux liquides qui y sont con-
« tenus ; il est, en outre, si élastique, que, si on le comprime,
« il revient promptement sur lui-même, et reprend son vo-
« lume primitif. »

« On trouve au dedans de ce kyste un repli de l'épiderme
« qui adhère à l'intérieur de la tumeur. On remarque au de-
« dans de ce repli plusieurs desquammations de cet épiderme,
« et cette sécrétion a lieu, vraisemblablement, à mesure que le
« kyste fait des progrès. » Cooper a injecté les vaisseaux qui
alimentent ces kystes, et il les a trouvés nombreux, mais peu
développés.

« Lorsque ces tumeurs ont été ouvertes, elles donnent, en
« général, issue à une substance semblable à du lait caillé,
« dont l'odeur est aigre et quelquefois très fétide, si l'inflam-
« mation y a opéré quelque changement. D'autres fois, elle
« ressemble à de l'albumine coagulée, mais elle présente beau-
« coup d'anomalies, etc. » ; aussi Astley Cooper approuve-t-il peu
les distinctions qu'on établit entre ces tumeurs d'après le liquide
qu'elles renferment ; parce qu'il pense (et je suis assez disposé
à partager son opinion) que ces différences ne sont souvent
« que des modifications de la substance, qui se développe dans
« la même maladie. »

39. Quant à leur origine, voici comment s'exprime le même
auteur : « Ces tumeurs prennent, je crois, naissance dans
« un follicule très élargi, qui ne peut donner issue aux ma-
« tières qu'il renferme, à cause de l'obstruction de l'orifice, au
« moyen duquel ce follicule s'ouvre ordinairement sur la sur-
« face de la peau. (*Loc. cit.*, pag. 404.). » Cooper ne s'explique
pas très clairement au sujet de la nature de ce follicule, qui peut

devenir le point de départ d'une loupe ; mais tout fait présumer que c'est d'une *glande sébacée* qu'il entend parler. La forme, en effet, de ces glandes, semblables à une petite fiole à goulot étroit, est très favorable au développement de ces tumeurs. Cooper pense que c'est par suite de l'obstruction de l'ouverture de la glande qu'avait lieu son augmentation de volume, ses parois formant alors la membrane propre du kyste.

« Ces tumeurs enkystées se développent et s'accroissent, dit « Cooper (*Loc. cit.*, pag. 406), de la manière suivante : Un « follicule commence à s'obstruer à l'endroit où il se termine « sur la peau ; il s'étend, pendant que sa sécrétion continue, au « dedans du tissu cellulaire. L'obstruction de ce follicule donne « naissance à une tumeur dont le volume est proportionné à « l'obstruction plus ou moins considérable du follicule, et au « temps depuis lequel s'est développée cette tumeur. »

Cooper admet ensuite deux causes de l'obstruction de l'ouverture du follicule. La pression, la contusion du follicule donneraient lieu à la formation de loupes accidentelles, de celles qui ne reconnaissent point une cause générale. Pour celles-ci, il s'exprime ainsi : «Mais lorsque la peau n'exerce pas ses « fonctions d'une manière régulière, que ses sécrétions sont « altérées, le défaut d'une transpiration propre à entrete- « nir la santé donnera lieu à ces tumeurs, vu l'épaississement « de l'humeur sécrétée, qui ne peut passer à travers l'orifice « du follicule. »

40. Cette théorie de la formation des loupes démontre *a priori* la nécessité de l'ablation entière du kyste pour obtenir leur cure radicale. En effet, quand on ne fait que les ouvrir par l'instrument tranchant (ce qui entraîne tous les dangers que j'ai fait connaître), on établit une communication plus directe entre eux et la peau ; on met sans doute à découvert leur cavité; mais on ne change pas la nature de la membrane du kyste, qui continue sa sécrétion comme auparavant. « On conçoit aussi maintenant pourquoi ces tumeurs di- « minuent quelquefois d'une manière soudaine ; elles s'ouvrent « du côté de leur follicule, donnent issue aux matières qu'elles

« renferment, et diminuent de volume ; mais le follicule s'obli-
« tère, et la tumeur se reproduit. »

41. Ces explications théoriques d'Astley Cooper rendent assez bien compte de quelques-uns des phénomènes offerts par la
marche de ce genre de tumeurs, et indiquent le mode de traitement qu'il faut leur appliquer. J'ai pensé, cependant, que le
microscope pourrait compléter les recherches de l'illustre chirurgien anglais. J'ai donc fait, avec le concours éclairé de mon
ami, M. le docteur Mandl, l'examen microscopique de deux
loupes, qui avaient été toutes deux enlevées à l'aide de mon
procédé. (Voy. Obs. XIV et XVIII-23 et 29).

« La seconde présentait une enveloppe dure, d'une transpa-
rence cornée, dans laquelle on apercevait de petits points blanchâtres disséminés par groupes. En examinant sous le microscope de petites tranches très minces de cette enveloppe, nous
avons reconnu qu'elle était formée par des lamelles d'épithélium. Quant aux petits points blanchâtres, ils nous ont présenté
l'aspect de corps granuleux, obscurs, et paraissant formés de
graisse. »

« L'intérieur de cette loupe était rempli d'une matière
ayant la consistance du miel, et qui, examinée au microscope, nous a présenté les éléments suivants : 1° Des cristaux
de cholestérine en abondance ; 2° de petites gouttelettes et
des granules de nature graisseuse ; 3° des corps irréguliers
granuleux, jaunâtres ou noirâtres, de nature aussi probablement graisseuse ; 4° des lamelles épithéliales, dont quelques-
unes seulement étaient pourvues de noyaux : mais la plupart
en étaient privées ; 5° des globules à divers degrés de développement, depuis le globule allongé et terminé en pointe ; 6° des
membranes pourvues de noyaux de globules et de fibres. La
masse remplissant le kyste présentait dans quelques endroits
de petits corps, de consistance plus solide, mais dont les éléments étaient identiques aux précédents. »

De l'ensemble de ces faits, nous avons cru pouvoir conclure
que la tumeur située sur le front provenait de la *transformation pathologique d'une glande sébacée*, et que la présence de

tous les éléments que nous venons d'énumérer indiquait* assez qu'on avait affaire à un tissu en voie d'accroissement.

42. La loupe que nous avions examinée antérieurement nous avait, au contraire, paru provenir de la *transformation pathologique d'un follicule pileux*. On y trouvait aussi tous les éléments que nous venons de signaler pour la loupe située sur le front, *tous, moins la cholestérine*. Cependant, l'enveloppe ne renfermait pas ces points blanchâtres signalés plus haut ; mais elle était pourvue d'un derme solide, et, au fond du sac, on retrouvait encore les traces du germe pileux (*pulpe du poil*). Ceci nous rappelle qu'une des loupes que nous avions extraite du cuir chevelu, *et qui avait été vidée par l'opération*, ayant été confiée par M. le docteur Philippeaux, préparateur de M. le professeur Flourens, à M. Pappenheim ; cet habile micrographe prétendit que ce n'était point une loupe, mais un simple épaississement de l'épiderme.

43. Voici encore le résultat de l'*analyse microscopique*, faite par M. le docteur H. LEBERT (1), d'une loupe qu'il avait extirpée sur le pariétal gauche d'un individu âgé de 55 ans, *et dans la famille duquel cette affection est héréditaire*. « Cette « loupe avait deux centimètres de longueur sur autant de lar- « geur, et douze millimètres d'épaisseur, offrant la forme « d'une petite chataigne, ronde à sa partie supérieure, aplatie « à sa base. La couleur de la surface est d'un blanc jaunâtre et « uniforme. Sur une couche fraîche, on distingue une mem- « brane d'enveloppe de deux à trois millimètres d'épaisseur, « et un contenu de la consistance de l'axonge figée. Une teinte « jaune ocracée y alterne avec un jaune pâle : toutes ces sub- « stances offrent la consistance et l'aspect des matières sébacées.

« *Au microscope*, on la trouve composée : 1° de cristaux de « cholestérine faciles à reconnaître par leur groupe de feuillets « rhomboïdaux ; 2° de beaucoup de grumeaux durs, mais amor- « phes ; 5° de beaucoup de granules graisseux ; 4° de feuillets « nombreux à contours tout-à-fait irréguliers, n'étant probable-

---

(1) *Physiologie pathologique*, t. II, p. 55.

« ment rien autre chose que des feuillets épidermiques très al-
« térés. La partie interne de la membrane d'enveloppe est com-
« posée de ces mêmes feuillets superposés les uns aux autres
« d'une manière imbriquée, et montrant par places des lignes
« concentriques irrégulièrement rondes, et qui ressemblent
« aux coupes de très petits follicules, quand ces feuillets ne sont
« pas bien caractérisés. On rencontre cependant, en examinant
« divers endroits de la membrane d'enveloppe, des places dans
» lesquelles on reconnaît un épithélium pavimenteux beau-
« coup plus régulier, entre les feuillets desquels se trouvent
« également des cristaux de cholestérine et quelques fibres
« cellulaires. Ces dernières constituent en majeure partie la
« membrane fibro-cellulaire d'enveloppe. »

Le même ouvrage (Pl. XI, F. 8) m'a encore offert le dessin
de la substance d'une tumeur enkystée de la paupière, qui
offre la plus grande analogie de structure avec celle des loupes
enlevées à B*** et à G*** (*Obs. XIX et XX*, 50): *Elle se
compose d'aréoles, et d'un tissu grenu* qui les entoure.

44. Les investigations microscopiques que nous venons d'exposer confirment parfaitement les faits avancés par Astley Cooper, qui a encore dit que souvent on trouve des poils dans les
kystes de certaines loupes. Les recherches de MM. Valentin,
Simon, Mayer, Henle, Gurlt, Kruse, Purkinje, Alp. Wendt et
Flourens, sur la structure intime des glandes sébacées et
des poils, en nous faisant bien connaître l'état normal de ces
organes, nous font comprendre comment se développent ces
produits morbides lorsque surviennent les conditions pathologiques qui doivent les faire naître. Voici d'abord, en effet,
comment les choses se passent lorsque c'est le bulbe du poil qui
est l'origine de la loupe. « Le bulbe des poils, dit M. le docteur
« Mandl (*Anat. génér.*, pag. 505), est placé dans l'épaisseur
« ou au-dessous de l'épaisseur du derme. Sa forme est ovoïde ;
« l'extrémité inférieure est fermée, tandis que l'autre s'ouvre à
« la surface de la peau, et présente dans l'épaisseur des bords
« de son orifice *de petits follicules sébacés*. L'extrémité infé-
« rieure est hérissée de quelques filaments (*vaisseaux* et *nerfs*)

« qui l'unissent aux tissus environnants. Le bulbe est une vé-
« ritable capsule formée, selon Eble, de trois membranes. La
« plus externe est ce *follicule* (c'est la véritable membrane d'en-
« veloppe du kyste); elle est blanchâtre, dense et coriace. —
« Elle paraît être un véritable renversement du derme en de-
« dans, pourvu de vaisseaux et de nerfs, et qui se termine infé-
« rieurement par un cul de sac. »

On doit facilement comprendre maintenant, que, si l'ouverture cutanée du follicule vient à s'oblitérer par une lésion extérieure ; ou bien si le liquide versé dans le follicule par les glandes
sébacées qui l'accompagnent toujours, ou par la surface interne
du follicule, (qui serait, selon M. Philippeaux (1) , une véritable glande sébacée, plus développée, sans doute , à cause de
sa fonction spéciale), on comprend, dis-je, que cette humeur
venant à s'altérer, ne sera plus excrétée, et ce follicule, alors,
pourra acquérir des dimensions considérables; car le follicule
continue de s'accroître en participant à la vie commune par
l'intermédiaire des vaisseaux et des nerfs, dont j'ai signalé l'existence avec M. Mandl.

45. Ce qui précède s'applique spécialement aux loupes qui
naissent dans un follicule pileux ; mais l'observation des faits,
ceux que j'ai enregistrés dans ce Mémoire, démontrent que les
loupes se développent aussi bien dans les glandes sébacées. Il en
est ainsi pour ces petits kystes, qui surviennent quelquefois dans
l'épaisseur des paupières. Ce sont de véritables loupes, qui ont
leur origine dans une glande sébacée ; car là, ainsi que nous le
dirons bientôt, il n'y a point de follicules pileux. Leur mode de
structure se prête aussi bien que celui de ce dernier au développement de cette maladie. « La glande sébacée, considérée dans
« ses conditions les plus simples de structure, dit M. Philippeaux
« (*loc. cit*), est composée d'une membrane homogène, qui
« paraît d'abord comme un enfoncement de l'épiderme, et qui,
« après avoir formé un *goulot*, se renfle plus ou moins à sa
« base. » Mais cette base quelquefois se subdivise de telle sorte

_____

(1) *De la peau*. Th. inaug. Paris. 1847.

que ces divisions représentent un groupe de glandes ayant chacune leur goulot qui s'ouvre dans un canal commun. Je ne négligerai pas de dire que l'épiderme se réfléchit dans l'orifice du goulot principal. La poche de chaque glande sébacée renferme un liquide plus ou moins adhérent, d'un aspect grumeleux, sécrété par la membrane propre de la glande sébacée. Ainsi que nous l'avons dit avec Cooper, c'est l'altération de ce liquide dans ses propriétés physiques, dépendant d'une cause générale inconnue, ou bien l'oblitération accidentelle du goulot, qui amène le développement anormal de la glande et la formation de la tumeur. Quant à ces loupes, qui offrent cette disposition remarquable, de paraître se diviser en plusieurs cellules par l'interposition de cloisons, elles ont évidemment pour siége ces glandes sébacées agglomérées dont parle M. Philippeaux.

46. Si, maintenant, on réfléchit que toute la surface de la peau est pourvue de glandes sébacées, est couverte de poils (excepté les lèvres, le prépuce, le gland, les paupières, les extrémités des dernières phalanges des doigts et des orteils, les faces palmaire des mains et plantaire des pieds), on comprendra qu'il puisse se développer des loupes, comme il est de fait, dans toutes les parties du corps. S'il s'en développe plus fréquemment à la tête, c'est que les follicules pileux y sont bien plus abondants ; c'est que le derme y étant plus épais, les conduits excréteurs sont plus longs, et, par conséquent, plus faciles à s'oblitérer ; c'est que la tête est plus exposée aux lésions extérieures, qui, alors qu'elles n'agiraient pas comme causes efficientes, agiraient du moins comme causes déterminantes.

47. Je suis fort heureux de pouvoir donner à ce travail une valeur, qu'il n'aurait sans doute pas sans cette circonstance, et de pouvoir le compléter par l'analyse chimique d'une loupe faite par M. le professeur Dumas, alors doyen de la Faculté des sciences, ensuite ministre de l'agriculture et du commerce : c'est une de celles qui proviennent de nos observations. Voici le résultat de cette savante analyse, telle que nous l'a remise lui-même l'illustre savant :

« La loupe humide pesait . . . . gr., 7.030

Après avoir été desséchée au bain-marie à une
température de 100°, elle ne pesait plus que   3.170

    La perte en eau a donc été de   3.860

Ou bien en décimales :

     Matière solide   45.10

     Eau   54.90

Poids total de la loupe 100.00

« La dessication n'est ici mentionnée que pour mémoire, car la loupe ne nous a point été remise dans un état permettant une expérience rigoureuse de dessication, qui aurait dû être faite dans le vide, à une température de 120 à 140 degrés centigrades.

« Les gr. 3.170 de la matière desséchée ont été épuisés par l'alcool absolu, auquel ils ont cédé gr. 0.125 (soit 3. 9 p. 100) de matière grasse, jaunâtre, solide à la température ordinaire, mais facilement fusible.

« La loupe, épuisée par l'alcool, n'a cédé qu'une trace à peine perceptible de matière à l'éther bouillant.

« Nous avons voulu nous assurer que, dans le résidu des opérations que nous venons d'indiquer, il ne se trouvait pas de matières grasses à l'état de savon. Dans ce but, nous avons fait bouillir le tout dans de l'eau acidulée avec l'acide chloro-hydrique. Après cette opération, l'eau acidulée a été évaporée à siccité au bain-marie ; elle a laissé un léger résidu de matières extractives. La portion de matière insoluble a été traitée par l'alcool et l'éther, auxquels elle n'a cédé qu'une très petite quantité de matière extractive jaunâtre, sans aucune apparence de matière grasse. Nous pouvons donc affirmer que la loupe analysée ne contenait ni savon ni graisse saponifiée (1).

« Le résidu solide qui était resté après les premières opérations, que nous venons d'exposer, se dissout complétement,

---

(1) On se rappelle que l'analyse microscopique, que nous avons faite de même loupe, ne nous y avait révélé aucune trace de cholestérine (23.).

mais non sans difficulté, dans les acides chloro-hydrique et nitrique. — La dissolution s'opère en 48 heures environ dans l'acide chloro-hydrique concentré et froid. Cette dissolution offre la couleur violette riche, qui caractérise les dissolutions d'albumine, de caséine et de fibrine dans ce liquide.

« Il résulte de ce qui précède que l'on doit considérer cette loupe comme étant composée essentiellement de fibrine souillée par 4 p. $^0/_0$ de son poids de matière grasse.

« La matière minérale n'a pas été recherchée.

« On a voulu s'assurer si la matière solide ne renfermait pas de matière susceptible de se transformer en gélatine. On a donc fait bouillir cette matière solide avec de l'eau, pendant deux heures environ; le liquide filtré ne s'est pas pris en gelée après 18 heures de repos. On a ensuite concentré le liquide en le faisant bouillir deux heures encore sur la matière solide. Mais ce second liquide, concentré et filtré n'a pas présenté plus que le premier de trace de gélatine. Il était légèrement opalin, et tenait une petite quantité de matière en dissolution.

« Ce liquide était précipité par le sublimé, le tannin, le protonitrate de mercure (ce dernier précipité était très abondant.)

« Mais l'alcool, les acides sulfurique, nitrique, chloro-hydrique, acétique, le prussiate jaune rendu acide ne le précipitaient pas. »

M. Dumas termine cette analyse en regrettant de ne pas avoir plusieurs loupes de la même espèce à sa disposition. Il aurait voulu en effet pouvoir s'assurer de la présence ou de l'absence de l'albumine ou du caséum, en un mot des matières albuminoïdes que la chaleur coagule pendant la dessication au bain-marie. La recherche des sels et de leur nature serait aussi sans doute d'un grand intérêt.

48. Cette première analyse, que M. Dumas aurait voulu pouvoir renouveler ne le satisfaisait pas pleinement. L'illustre chimiste m'a souvent, en effet, répété que ces productions morbides devait renfermer un principe actif (sans doute de nature acide) et corrosif qui devait détruire les parties qui se trouvaient en contact avec elles. Il fut tout-à-fait confirmé dans cette pensée en voyant le frontal de la jeune fille de l'observation VII (13).

Cette présomption, je la retrouve formulée dans l'auteur anonyme auquel j'ai fait déjà de si nombreux emprunts. « Ces
« loupes de la tête, dit-il, peuvent altérer le péricrâne, et ca-
« rier même les os du crâne, *à cause qu'elles laissent suinter*
« *une sérosité âcre et rongeante.* » (*Loc. cit.*, pag. 156.)

49. Il me reste à parler des tumeurs non enkystées, que
j'ai eu deux fois l'occasion de combattre par ma méthode. Mais
je veux, avant d'exposer ces deux faits, entrer dans quelques
considérations sur la nature de ce second ordre de tumeurs.
Selon Boyer (1), le *lipôme* et le *stéatôme* ou les tumeurs non
enkystées se développent dans le tissu cellulaire sous-cutané,
« dont les aréoles, distendues (et épaissies) sont converties en
« cellules d'une ampleur quelquefois fort grande et proportion-
« nées au volume de la tumeur. » [Telle était peut-être celle de
J*** (Obs. XVII, 29) *constituée par une matière analogue par
l'aspect à du saindoux renfermé dans de nombreuses cellules.*
Telle m'a paru aussi être celle de Bl*** (*Obs. XIX, 30*), qui
renfermait une matière blanchâtre contenue dans les aréoles
du tissu cellulaire ; car tout en réussissant à détruire chacune
de ces tumeurs, je n'ai trouvé de kyste dans aucune. Aussi
c'est à cause de leur siége que je leur ai donné, dans ce Mémoire, la place qu'elles y occupent.

50. Il faut rechercher maintenant s'il y a quelque différence
bien tranchée entre le *lipome* et le *stéatome.* De longues discussions se sont élevées, à ce sujet, entre des auteurs du plus
grand mérite. « M. Littré a établi une distinction ; pour lui, le
« lipome n'est autre chose qu'une tumeur graisseuse , simple,
« dégénérée *et commençant à prendre quelques-uns des ca-*
« *ractères du cancer.* » — Louis, et plus tard Delpech, avaient
« soutenu (contrairement à des opinions antérieures, et que
» M. Littré n'a fait que reproduire) qu'il n'y avait là qu'une
« différence de consistance. — Boyer a repris l'opinion rajeu-
« nie par Littré, et l'a soutenue.

---

(1) *Traité des maladies chirurgicales.* 4ᵉ éd. t. II, p. 490.

« Les chirurgiens de nos jours n'attachent pas une grande
« importance à ces distinctions. »

» On admet assez généralement, aujourd'hui, que l'ancien-
« neté de la maladie, que des irritations ou des inflammations
« répétées peuvent changer la nature du lipome, donner lieu
« à l'augmentation de sa densité, au mélange d'une certaine
« quantité de lymphe albumineuse avec la graisse, à l'épais-
« sissement de ses cloisons intérieures, au développement plus
« considérable de ses vaisseaux. »

« Ainsi, l'altération des globules graisseux d'une part, des
« cloisons de l'autre, modifient la tumeur sous le rapport de
« sa consistance. »

« Lorsque la graisse est devenue plus dense, les cloisons plus
« résistantes, *on a le stéatome*. Lorsque les cloisons restent
« molles et minces, que la graisse n'augmente pas de consis-
« tance, *c'est au lipome que l'on a affaire*. Ce qui porte à
« penser qu'il en est ainsi, et que le stéatome n'est qu'une
« modification du lipome, c'est que souvent il arrive que, sur
« une tumeur, on constate la présence de portions lipoma-
« teuses, et d'autres stéatomateuses. Si les deux tissus étaient
« d'essence différentes, évidemment ils ne pourraient, du moins
« aussi fréquemment, se rencontrer ensemble. »

« Il est inutile de dire que *lipomes, stéatomes* (j'ajouterai :
« et *toutes espèces de loupes indifféremment*) sont également
« rebelles à tous les fondants ou résolutifs que possède la thé-
« rapeutique. *Le seul moyen de les guérir est de les enlever
« avec le bistouri.* — (*Considérations empruntées à M. Gos-
« selin et à la Gaz. des hôp.* An. 1847, n° 141.)» — On voit
que M. Gosselin paraît ignorer les dangers du bistouri ; du
moins, il ne les signale pas.

51. Boyer paraît aussi croire que lorsque le stéatome est
ancien, il peut dégénérer en cancer, et il conseille de ne pas
trop tarder pour procéder à l'extirpation ; autrement, ces tumeurs peuvent acquérir un très gros volume, et la plaie qui
succède à leur ablation peut fournir une suppuration si abondante que la mort peut en résulter, ainsi qu'il est arrivé à De-

sault, au dire de l'ancien et célèbre chirurgien de la Charité (*Loc. cit.*). Quoique je n'admette que difficilement la possibilité de cette dégénérescence cancéreuse, et que je ne l'admette, en définitive, que pour les individus qui y ont quelque disposition native ou acquise; comme je ne puis que m'associer à Boyer et à M. Gosselin pour proclamer l'insuffisance de tous les fondants internes ou externes, je pense aussi qu'il faut avoir recours à une opération pour en débarrasser le malade. Je reconnais sans aucune difficulté que le bistouri, pour ce genre de tumeurs, alors qu'elles n'occupent ni le cuir chevelu, ni la face, ni les parties voisines; je reconnais, dis-je, que le bistouri est le moyen le plus décisif, le plus prompt, le plus rationnel même. Mais ma méthode leur est aussi parfaitement applicable, et elle n'a pas d'autre inconvénient que celui que j'ai déjà signalé, *le temps qu'elle exige*.

52. J'ai eu l'occasion de l'appliquer deux fois (1). Dans le premier cas que je vais relater immédiatement, elle est restée sans résultat; mais, comme je le dirai bientôt, ce n'est pas du fait de la méthode, mais de la manière défectueuse dont elle a été appliquée.

Obs. XXVII. Madame D***, âgée de 30 à 32 ans, jouissant d'une bonne santé habituelle, quoiqu'elle porte une tumeur fibreuse dans le voisinage de l'utérus, me consulta, en novembre 1844, pour un lipome situé dans la région des lombes, à gauche de la colonne vertébrale. Elle ne savait pas bien à quelle époque faire remonter l'origine de cette tumeur, qui n'avait fait de progrès marqués que depuis quelques mois, pour acquérir un volume égal au moins à celui d'une bille de billard coupée par le milieu. Comme elle commençait à la gêner pour s'habiller, elle me manifesta le désir d'en être débarrassée.

---

(1) Ceci était vrai à l'époque où j'ai communiqué mon mémoire à l'*Académie des sciences*; mais depuis j'ai fait de nombreuses applications de ma méthode à l'ablation des tumeurs graisseuses, et graces aux heureuses modifications que je lui ai apportées, je n'ai plus compté que des succès et assez promptement obtenus.

A l'examen que j'en fis, je reconnus que c'était une tumeur qui n'offrait ni douleur, ni fluctuation, ni aucun changement de couleur à la peau ; il me sembla qu'elle devait participer de la nature de celles qu'on désigne habituellement sous le nom de *Lipomes*. Je pensai pouvoir en obtenir la résolution à l'aide de cautérisations transcurrentes, superficielles et réitérées ; je pratiquai la première le 11 nov., et elle fut renouvelée les 13, 18, 23 et 29 du même mois. Chaque cautérisation excitait une douleur extrêmement vive, et déterminait la rubéfaction de toute la tumeur. Une sixième cautérisation fut encore faite le 4 déc. ; puis, à cause de l'époque menstruelle, je les suspendis jusqu'au 21. A cette dernière époque, il existait une diminution marquée dans le volume de la tumeur, et madame D*** pouvait de nouveau s'habiller sans être incommodée ; mais ce fut là tout ce que j'obtins, malgré la reprise du traitement le 21 déc., et malgré de nouvelles cautérisations, qui eurent lieu le 31 du même mois, puis les 17 et 23 janv. 1843, et les 3, 10 et 15 février. Celle-ci fut la dernière, la malade s'impatientant, avec quelque raison, de souffrir beaucoup sans obtenir un résultat plus marqué.

Madame D*** a été depuis débarrassée de son lipome à l'aide du bistouri. L'opération, sans doute, a été longue et douloureuse ; mais, du moins, elle a été suivie d'un succès complet.

53. La cause de cet insuccès est facilement appréciable. En me bornant à faire des applications superficielles de potasse caustique, j'ai trop facilement compté sur une action résolutive, qui ne s'est pas réalisée. Ainsi que l'a écrit Boyer, ainsi que l'a répété M. Gosselin, ces tumeurs..., il faut les enlever ! Je dis ici, ou *les détruire* par des cautérisations successives faites sous la peau, préalablement divisée à l'aide du même caustique. C'est ainsi que je me suis conduit dans le cas suivant, et le succès a répondu à mon attente.

Obs. XXVIII. M. G***, qui fait déjà l'objet de l'Obs. V (12), portait un lipome, ayant la forme et la grosseur d'un œuf de poule, un peu au-dessous du sacrum et à gauche du rachis. Quoique cette tumeur, au sujet de laquelle M. G*** ne pouvait

donner aucun renseignement, et qui n'avait fait que des progrès
fort lents, ne le gênât en aucune façon, il désirait en être débarrassé ; et quoique l'emploi du bistouri eût été là sans grand
inconvénient, il lui préféra le caustique. Je procédai, pour
cette tumeur, de la même façon que pour les loupes qu'il portait sur la tête, et dont je l'avais si heureusement débarrassé ;
c'est-à-dire que j'employai la cautérisation dans le but d'abord
d'arriver à diviser la peau. La première cautérisation eut
lieu le 5 août 1846, en traçant avec le caustique une ligne parallèle à l'axe du corps, et comprenant toute l'étendue du plus
petit axe de la tumeur. Cette cautérisation linéaire fut renouvelée, toujours en suivant la même ligne, afin de la faire agir en
profondeur, les 6, 7, 9, 11, 14, 15, 18, 20, 22, 25, 27 et 31
du même mois. — A cette dernière date, et, par conséquent,
après la treizième cautérisation, la peau fut entièrement divisée dans toute l'étendue parcourue par le caustique. Il ne
s'écoula aucun liquide de la tumeur ainsi ouverte, et elle me
parut entièrement formée de matière adipeuse, concrète, et déposée dans les cellules du tissu cellulaire, si abondant dans
cette région.

De ce moment, je continuai les cautérisations, mais en ayant
le soin de ménager la peau, et de faire pénétrer le caustique
dans le centre de la tumeur, à droite et à gauche de la solution
de continuité. Par ces cautérisations successives, peu douloureuses, et répétées les 2, 5, 8, 10, 12, 15, 17, 18, 19, 21,
22, 23, 25, 28, 29 et 30 septembre, j'avais obtenu, à cette
dernière date, la réduction de plus de moitié de cette tumeur.
Aussi, de ce moment, je pressai moins les cautérisations, et
elles n'eurent plus lieu que les 3, 5, 6, 10, 17, 20, 24, 28 et
31 octobre. Alors, le lipome n'avait plus guère que le volume
d'une petite amande ; mais il fût évident, alors, qu'en outre de
la saillie qu'il faisait sous la peau, il s'enfonçait assez profondément dans les chairs. Je dus tenir compte de cette circonstance
et, quoique la plaie fût réduite des trois quarts, je m'attachai
à bien faire pénétrer le caustique dans toutes les profondeurs,
dans toutes les anfractuosités où s'était déposée la matière

blanchâtre, dont la collection constituait cette tumeur sans qu'elle fût renfermée dans un véritable kyste. Je dus encore, pour obtenir la destruction complète de ce lipome, pratiquer la cautérisation les 4, 7, 17 et 21 novembre, les 4 et 17 décembre; de sorte qu'il ne me fallut pas moins de quatre mois et demi de traitement, et quarante-trois cautérisations, pour obtenir ce résultat. Il faut cependant dire qu'on aurait pu abréger le traitement en faisant les cautérisations à des époques plus rapprochées; mais nous n'avions aucun motif de nous presser, puisque ce traitement n'empêchait pas M. G*** de poursuivre ses travaux en botanique.

54. Quelque satisfaisant que fut le résultat de cette première application de ma méthode au traitement du lipome, il ne parut pas complet, par suite du développement (*de l'autre côté du rachis*) d'une autre tumeur, semblable à la première, et qu'on put prendre pour une reproduction de celle-ci, au lieu d'y voir, ce qui me paraît bien plus probable, la conséquence d'une disposition particulière du sujet, qui a d'autres lipomes, et à qui il est survenu de nouvelles loupes.

55. Ce qui me fait douter que ce soit, dans ce cas, ou un vice de la méthode, ou la mauvaise application qui en aurait été faite, c'est la non-reproduction sur place, et le succès complet et définitif obtenu dans le cas suivant, alors que l'application du bistouri seul une fois, et celle du bistouri combiné avec un caustique (mal choisi) aurait permis une double rechute.

OBS. XXIX. M. C***, chirurgien-major en retraite, âgé de 62 ans, demeurant à Paris, rue des Marais-St-Martin, porte dans le dos, à gauche de la colonne vertébrale, et à la hauteur des dernières vertèbres dorsales, une tumeur du volume d'un œuf de pigeon, autant qu'on en peut juger par le toucher, car elle fait peu de saillie : son origine remonte à 1840. A cette époque (elle était du volume d'un gros pois), elle s'ouvrit spontanément, et, en la pressant, on en fit sortir un peu de matière sébacée. — En 1843, elle était revenue, et avait acquis un peu plus de volume. Un coup de lancette en fit aussi sortir de la matière sébacée. Elle ne tarda pas à se manifester de nouveau, et, en 1847 (elle était grosse alors comme une petite noix), elle fut de nouveau ouverte assez largement et l'intérieur du sac fut légèrement cautérisé avec le nitrate d'argent.

Cette fois, la section avec le bistouri fut suivie d'un érysipèle, qui envahit tout le dos. Je dis que ce fut l'emploi du bistouri qui fit naître l'érysipèle, et non la cautérisation ; car on revint plusieurs fois à celle-ci pendant la durée de cette inflammation de la peau, et après qu'elle fut dissipée (ce qui eut lieu aussi rapidement que dans les conditions ordinaires), et cependant l'érysipèle ne revint pas. Malgré ces cautérisations répétées, faites du reste avec un agent mal choisi, la plaie se cicatrisa, et bientôt après la tumeur se développa de nouveau ; elle avait acquis le volume que j'ai dit plus haut, lorsque le malade vint me consulter (8 mars 1851.)

Je pratiquai de suite, avec la potasse liquide pure, une première cautérisation linéaire et cruciale, qui fut renouvelée le 9. — Le 11, je fendis légèrement l'escharre et pratiquai une troisième cautérisation, que je renouvelai le 13 après avoir fendu de nouveau l'escharre, qui avait déjà acquis une assez grande profondeur. — Les 17, 20 et 28, nouvelles cautérisations. — Dès le 20, l'escharre commençait à se détacher au centre, et l'on apercevait la chair vive, mais pas encore parfaitement saine. De nouvelles cautérisations furent pratiquées les 3, et 17 avril ; à cette dernière date, l'escharre se détachait encore mieux, et l'on voyait des portions plus considérables de chairs vives et saines. Plusieurs de ces dernières cautérisations ont causé une douleur assez vive et persistante pour la dernière. — Le 23 avril, l'escharre se détache de plus en plus ; nouvelle cautérisation que je fais porter sur ce qui reste encore de tissu pathologique.

1er mai. — Le succès est aujourd'hui complet ; l'escharre est entièrement tombée. La plaie qui en résulte offre la forme d'un quadrilatère dont chaque côté a environ deux centimètres de développement ; elle est rose, couverte de bourgeons charnus qui vont rapidement combler la perte de substance causée par le développement du tissu pathologique, et non par la cautérisation. Je touche une dernière fois, mais très légèrement, quelques points où ce tissu paraît encore exister. — 8 mai. — Exubérance des boutons charnus, qui retardent la cicatrisation, et que je réprime à l'aide de la cautérisation avec le nitrate d'argent. — 15 mai. — Dernière cautérisation par le même moyen et pour la même cause. — 20 mai. — Cicatrisation complète; cicatrice assez large, mais superficielle et lisse; car toute la perte de la substance est comblée; ce qui confirme ce que je disais plus haut, que la cautérisation, heureusement appliquée, n'a atteint et détruit que le produit pathologique.

J'ai revu dernièrement (15 janvier 1853) M. Cornet, et j'ai pu constater que cette cure ne s'était pas démentie.

58. J'ai fait encore deux applications de ma méthode au traitement de ces petits kystes qui surviennent quelquefois dans l'épaisseur des paupières, et qui sont souvent assez gênantes. La première fois, le succès a été facilement obtenu; après deux ou trois cautérisations, faites à des intervalles trop éloignés, il s'est développé un travail inflammatoire, qui a détruit le kyste par la suppuration qui lui a succédé. Dans le second cas, je n'avais point encore réussi à atteindre le kyste après onze cautérisations faites dans l'espace d'un mois. Et, de ce dernier fait, il est résulté pour moi cette conviction, que le tissu cellulaire, si abondant dans cette partie, se reproduit au fur et à mesure que la cautérisation l'atteint; que, par conséquent, il faut combiner l'action du caustique avec celle du bistouri : je n'hésite point à proscrire son emploi exclusif; je ne doute point, en effet, que son action sur les tissus vivants, malgré le peu d'étendue de la plaie qu'il faut faire, ne puisse déterminer un érysipèle, plus facilement mortel encore que les autres, puisque l'orbite paraît être une des voies, au dire de M. le professeur Piorry, par laquelle l'inflammation gagne le plus facilement les membranes qui entourent le cerveau.

Sans vouloir exagérer la valeur de ce travail, j'espère qu'il sera de quelque utilité pour la science, qui est l'objet de mon culte exclusif. J'ose espérer que du moment de son apparition, si surtout il recevait la sanction du corps savant auquel un concours particulier m'a amené nécessairement à le soumettre; oui, j'espère que de ce moment on renoncera à employer le bistouri, toutes les fois qu'on aura à inciser la peau qui recouvre la tête, la face et le cou, ou si du moins, pour gagner du temps on le fait, ce ne sera jamais qu'après avoir mortifié à l'aide d'un caustique la portion de peau que devra intéresser l'instrument tranchant. Alors on n'aura plus à redouter ces érysipèles qui viennent compromettre le succès des plus belles opérations et rendre trop souvent mortelles celles qu'on considérait avec raison comme les plus simples. On fera bien encore, surtout chez les malades pusillanimes, d'attaquer par cette même méthode ces tumeurs (*lipômes* ou *stéatômes*) que leur siége permettait cependant d'enlever par le bistouri, ainsi que j'en ai fait l'heureuse application. De cette façon (et c'est une considération toute favorable à ma méthode) on n'aura jamais à craindre ces suppurations abondantes, qui doivent toujours fatiguer les malades et qui dans certains cas, ainsi qu'il est arrivé à Desault peuvent même les faire succomber.

57. Pendant qu'on imprimait ce mémoire, j'ai communiqué à l'*Acad. des sc.* (Séance du 8 oct. 1855) la relation d'une ablation de neuf loupes, pratiquée chez une même personne, *toujours à l'aide de la cautérisation linéaire avec la potasse caustique, remplaçant l'action du bistouri.*

Cette observation, que je corroborerai par un fait du même genre, plus convainquant encore peut-être, me paraît répondre d'une manière victorieuse à un article de la *Gazette des Hôpitaux* du 11 août 1855, où l'on donne hautement la préférence au bistouri (que l'auteur manie, il est vrai, avec une habileté incomparable) sur l'emploi des caustiques, dont il est fait en même temps une assez vive critique. « *Tous ces procé-* « *dés* (1), dit M. le professeur Jobert, exposent les malades

---

(1) Dans cette exclusion des divers procédés employés pour enlever les loupes, le chirurgien de l'Hôtel-Dieu (en outre des caustiques) comprend la *ligature* et le *séton.*

« aux érysipèles *bien plus fréquemment* que lorsqu'on opère
« directement avec le bistouri, et on sait combien il faut se
« mettre en garde contre cette fâcheuse complication. »

C'est qu'en effet toute la question est là !

Il faut bien le reconnaître, il est un phénomène qui domine
presque toute la thérapeutique chirurgicale, à savoir : que toutes
les fois qu'on incise la peau, et surtout la peau saine, on ris-
que de faire naître un érysipèle (1). Or, aucun praticien n'i-

---

Je partage entièrement son opinion, *quant au séton*, car il peut
aussi produire l'érysipèle. Ainsi, dans des discussions agitées au
sein de la Société de chirurgie (séance du 21 juillet 1852 et 23
janvier 1854), M. Michon a déclaré qu'il avait perdu de cette façon un malade qu'il avait traité d'une tumeur érectile à l'aide du
séton. — M. P. Guersant a rappelé le fait de Blandin, qui perdit un
enfant (toujours d'un érysipèle) après avoir passé un seul fil dans
une tumeur érectile de la joue. — M. Jules Cloquet a ajouté qu'il
avait perdu une jeune fille par suite aussi d'un érysipèle développé
après un double fil passé en croix dans une tumeur érectile située
dans la région mastoïdienne. (*Gaz. des hôpitaux*, année 1852,
n° 91, et 1854, n° 16.)

Il n'en est plus de même, malgré l'opinion de M. Jobert, pour
le premier moyen, et je prouverai bientôt que la *ligature*, quand
elle est facilement applicable, *et qu'on la combine avec la cautérisation*, est un procédé aussi simple en pratique qu'en théorie, et,
de plus, exempt de toute espèce de danger.

(1) Les incisions les plus légères (par suite de dispositions indi-
viduelles difficiles à apprécier, ou d'influences soit climatéri-
ques, soit épidémiques) *peuvent causer l'érysipèle*. — Ainsi je me
rappelle d'avoir été appelé, le 27 oct. 1851, pour la cuisinière d'une
locataire de la maison que j'habite et qui avait un érysipèle à la
jambe, survenu à la suite d'une très légère écorchure qu'elle s'é-
tait faite la veille ou l'avant-veille en fendant du bois. — J'ai été
moi-même un exemple de la facilité avec laquelle cette inflammation peut se produire, et je sais pertinemment combien cette maladie est douloureuse. Le 7 juillet 1852, je me fis, à l'extrémité du
pouce droit, avec un scalpel que je n'emploie que pour rogner du
papier, une incision qui, certes, n'avait pas un millimètre d'éten-

gnore, et nous avons vu M. Jobert lui-même le proclamer, combien l'érysipèle est une maladie grave, et qui devient facilement mortelle, quand il se développe dans le cuir chevelu, à la face ou dans le voisinage de ces deux régions.

Surgit ici une question qu'il faut examiner et immédiatement résoudre: Le procédé décrit dans l'article cité, et auquel il faut avant tout rendre une pleine et entière justice, puisqu'il réunit incontestablement deux grandes qualités, la facilité d'exécution et la promptitude, ce procédé donne-t-il moins souvent lieu à l'érysipèle que tous les autres où l'on se sert aussi de l'instrument tranchant? Son inventeur ne nous le dit pas. Pour mon compte, je ne vois pas pourquoi il en serait ainsi, et la *Gazette des Hôpitaux* (année 1848, n° 68) nous fournit la preuve que le *procédé par embrochement* (puisque c'est ainsi qu'on le désigne) ne jouit pas de cette précieuse immunité.

Maintenant est-il exact de dire que l'emploi des caustiques,

---

due et à peine un demi-millimètre de profondeur, qui saigna fort peu, mais cependant fut très douloureuse. Le 9, il se déclara un érysipèle, qui fut précédé et s'accompagna de symptômes généraux sérieux, fit le tour de la main en s'irradiant sur les doigts, avec manifestation de douleurs extrêmement vives dans leurs jointures, et alla s'éteindre, après une durée de trois semaines, dans le petit doigt, qui resta encore raide et douloureux pendant plus d'un mois. — La saignée elle-même, cette opération si simple, peut donner lieu à l'érysipèle; érysipèle mortel dans certains cas, au dire de M. le professeur Cruveilhier (*Gaz. des hôp.*—An. 1849, n° 142).— La discussion qui a eu lieu au sein de l'*Acad. de méd.*, au sujet de la *syphilisation*, nous fournit encore un exemple d'érysipèle mortel développé à la suite d'une piqûre de lancette pratiquée pour inoculer le pus d'un chancre (*Gaz. des hôp.*— An. 1852, n° 99).— Enfin la piqûre des sangsues elle-même peut déterminer la venue d'un érysipèle, ainsi que j'en ai été témoin, et comme M. le Dr Robert-Latour en cite un exemple dans un mémoire (*Du mécanisme de l'inflammation*) inséré dans les numéros de novembre 1850, et janvier 1851 de la *Revue Médicale*.

auxquels M. Jobert reproche sans doute avec quelque raison la longueur du traitement (1) expose plus que l'instrument tranchant à l'érysipèle, à une suppuration trop abondante, à l'invasion de la gangrène, et par suite à l'infection purulente et à la mort?

A cette question je répondrai que j'ignore ce qu'il en est *quant à l'acide nitrique* (2) employé par un charlatan qui vivait à l'époque de Tenon, lequel a régularisé son procédé, et que M. Jobert a adopté pour les cas où il est obligé d'employer la cautérisation. Je le répète, j'ignore ce qu'il en est quant à l'action de l'acide nitrique, quant à celle de plusieurs autres caustiques (3) pour produire l'érysipèle ; mais ce que je puis affirmer, ainsi du reste que l'ai démontré dans ce mémoire,

---

(1) Certainement, dans le plus grand nombre de cas, le traitement par les caustiques est plus long que l'ablation par le bistouri, mais encore ne faut-il pas exagérer cette durée. Ainsi, sur dix-huit malades auxquels j'ai enlevé des loupes dans ces derniers temps, et chez lesquels j'ai tenu exactement compte de la longueur du traitement, il a varié de quinze à trente-cinq jours, et la moyenne a été de 24 jours. Maintenant, je demanderai si cette longueur de temps ne se trouve pas rachetée par cette circonstance que les personnes en traitement ne sont jamais obligées de garder la chambre, et vont librement à leurs affaires et à leurs plaisirs.

(2) *Application de l'acide nitreux au traitement de certaines tumeurs enkystées.* Mémoire lu à l'Institut le 30 floréal an XIII.

(3) Je ne crois pas qu'on puisse considérer les cantharides, malgré leur action assez remarquable sur la peau, comme un caustique ; mais le fait suivant n'en paraît pas moins rentrer dans mon sujet. M. le docteur Briquet a vu, chez une femme bien constituée, mais hystérique et affectée d'une paraplégie nerveuse, un *vésicatoire circulaire* énorme, qui fut pansé avec la pommade épispastique, après avoir d'abord causé une grande irritation, déterminer le développement d'un érysipèle, qui fut suivi de gangrène de la peau, à laquelle la malade succomba. M. Briquet a communiqué ce fait à la Société de médecine de Paris. (Voyez *Revue Médicale* du 15 janvier 1853.)

que j'ai eu l'honneur de communiquer à l'Académie des sciences (séance du 19 juillet 1850) c'est que la cautérisation par la potasse caustique liquide n'est jamais suivie d'érysipèle, du moins je n'ai jamais eu l'occasion d'en observer dans les mille à douze cents cautérisations que j'ai pratiquées à l'aide de cet agent sur plus de cent cinquante personnes (1) opérées par le procédé que je me crois en droit d'appeler *ma méthode !*

Quant à la suppuration, elle est généralement sans doute plus abondante qu'à la suite de l'emploi du bistouri ; car jamais avec la cautérisation on n'obtient de réunion par première intention ; mais cette suppuration est toujours fort modérée et ne peut jamais amener le terrible phénomène de l'infection purulente. J'en dirai tout autant de la gangrène ; je n'en ai jamais vu d'autre que celle que je produis moi-même par l'application du caustique, et celle-ci reste toujours bornée aux parties atteintes par la cautérisation.

Je vais maintenant donner de l'application de ma méthode ce nouvel exemple que je demanderai la permission de faire suivre de quelques réflexions.

Obs. XXX. — Mme A.... m'a été adressée le 12 août 1855 par son frère M. F..., ancien juge de paix à S... (Somme), à qui j'ai enlevé en juillet 1851 une loupe très volumineuse (2)

---

(1) Ainsi, sur les dix-huit personnes que je viens de mentionner, et auxquelles j'ai enlevé *soixante-seize loupes,* il m'a fallu pratiquer *deux cent quatre-vingt-treize cautérisations,* qui n'ont déterminé aucun des accidents signalés dans l'article que je crois devoir réfuter.

(2) Dans ce cas, j'ai dû, à cause du volume de la tumeur, enlever avec le kyste un lambeau de peau assez considérable, que j'avais compris entre deux lignes de cautérisation ; mettant ainsi en pratique un procédé analogue à celui employé pour le bistouri dans les cas où le volume du produit pathologique peut faire craindre, par suite de la distension que la peau a subie, ou une cicatrisation trop difficile, ou la formation d'une espèce de poche, ainsi que cela m'est arrivé pour un cas de lipôme du front, pour lequel (vu son petit volume) j'ai trop compté sur le retrait de la peau.

qui occupait le sommet de la tête. La sœur de M. F..,, quoique sujette de temps en temps à des coliques avec diarrhée et vomissements, jouit, ainsi que son frère, d'une bonne santé; elle a cinquante-neuf ans et a cessé d'être réglée depuis plusieurs années.

Mme A... porte sur la tête *huit tumeurs* ainsi distribuées : deux sur le coronal, dont une très voisine de la suture lambdoïde ; trois sur le synciput, une sur le pariétal gauche au voisinage de la suture, deux sur l'occipital. Le volume de ces tumeurs varie depuis celui d'une grosse noix (celle du synciput) jusqu'à la grosseur d'un petit haricot. Leur origine remonte à vingt-cinq ans, et leur cause est sans doute héréditaire; car chez la sœur, comme chez le frère, ces tumeurs se sont développées spontanément sans qu'on puisse signaler aucune cause extérieure, et leur mère, qui vivait encore en 1851 et avait alors quatre-vingt-trois ans, avait eu aussi des loupes, qui lui furent enlevées par le bistouri, opération qui a été suivie du développement d'un érysipèle du cuir chevelu et de la face, qui a mis sa vie en grand péril. On comprendra sans peine, d'après cette circonstance, que M. F... et Mme A... ne voulussent à aucun prix avoir recours au bistouri pour se débarrasser de leurs loupes, dont l'existence leur était cependant particulièrement désagréable.

Le 12 août 1855, je pratiquai sur chaque tumeur une première cautérisation linéaire, que je renouvelai le même soir.

Le 14, nouvelles cautérisations pour sept tumeurs seulement, après avoir *légèrement intéressé* l'escharre à l'aide de la pointe d'une lancette (1), ce qui me permit de reconnaître

---

(1) Cette manœuvre, qui n'est point essentielle pour le succès de l'opération, a cependant l'avantage de l'abréger considérablement. En effet, les premières cautérisations ayant désorganisé l'épiderme d'abord, puis la couche la plus superficielle de la peau, forment une première escharre *peu profonde*, fort sèche, qu'on pourrait comparer à un morceau de parchemin peu épais, mais qui

pour plusieurs tumeurs, mais surtout pour la plus volumineuse, que je pus vider entièrement de la matière sébacée qu'elle renfermait, que la peau avait été intéressée dans toute son épaisseur.

Le 15, après deux ou trois cautérisations (vingt-trois en tout) pour chacune des tumeurs, je pus fendre toutes les escharres et vider tous les kystes, comme je l'avais fait pour la plus volumineuse. La matière sébacée que j'y trouvai était remarquablement sèche.

Le 18, ablation de tous les kystes sans exciter la moindre douleur, sans qu'il s'écoule seulement une goutte de sang, quoiqu'ils fussent tous fort adhérents.

Le 19, établissement d'une suppuration douce et détersive sans la moindre trace d'inflammation ; pansements avec la pommade de concombres, et, pour celles de ces tumeurs dont le volume a été cause de l'établissement d'une plaie plus étendue, réunion avec les bandelettes agglutinatives (1).

---

n'en devient pas moins un obstacle à la pénétration du caustique, qui n'atteint les couches sous-jacentes de la peau, qu'après avoir imbibé toute la portion frappée de mort par les cautérisations antérieures.

Mais il faut bien prendre garde, dans cette petite manœuvre, qui ne doit exciter absolument aucune douleur, qui peut quelquefois avoir lieu à l'insu même du malade, qui exige cependant une main exercée et fort légère, il faut prendre garde, dis-je, de ne point atteindre, avec l'instrument tranchant, les couches de la peau encore vivantes, car autrement on risquerait le développement d'un érysipèle, tout aussi bien que si on avait de prime-abord incisé la peau.—C'est notamment ce qui est arrivé à un malade de la province, traité par ma méthode et d'après mes indications, mais qui ne furent pas bien comprises par le médecin qui en fit l'application, et qui incisa la peau avant que celle-ci eût été désorganisée dans toute son épaisseur. Il en résulta un érysipèle qui faillit compromettre la vie du sujet, et devint, contre la méthode un argument qui, heureusement, était sans fondement.

(1) Je ne laisserai point échapper cette occasion de justifier le

Le 21, j'enlevai une neuvième loupe, située sous celle qui occupait le sommet de la tête, et grosse au plus comme un petit pois ; (1) loupe à l'état rudimentaire, qui se fût plus tard développée, et aurait fait croire à une rechute, tandis que ce n'eût été qu'une nouvelle manifestation d'une diathèse d'une nature assez singulière (2).

Depuis ce jour, je n'eus plus que de simples pansements à faire, avec quelques applications de bandelettes pour les plaies, où je les jugeai nécessaires.

Le 25 août, Mme A... retourne chez elle ; je lui recommande de continuer chaque matin les pansements simples avec la pommade de concombres.

---

dyachylum de l'accusation que j'ai entendu formuler contre lui, par un des maîtres de l'art *de pouvoir occasionner l'érysipèle.* — Je crois cette opinion erronnée ; car voici, sans nul doute, plus de trois cents applications de bandelettes agglutinatives que je pratiqué et je n'en ai vu aucune être suivie du développement d'un érysipèle. Quand celui-ci survient même plusieurs jours après l'opération, c'est encore à l'action du bistouri qu'il faut l'attribuer ; c'est la conséquence, sinon certaine, du moins très fréquente de toute visection, ainsi que je l'ai démontré plus haut.

(1) J'ai rencontré il y a peu de temps (avril 1855) un fait analogue, mais plus saillant. Ce fut chez une dame, que j'ai débarrassée de trois tumeurs sur cinq qu'elle portait dans le cuir chevelu. Mais tandis que deux de ces tumeurs résultaient chacune du développement d'une loupe, la troisième pouvait être appelée *un nid de loupes* ; car j'en ai retiré dix, grosses à peu près comme des grains de millet.

(2) Je crois que c'est quelque chose de semblable qui m'est arrivé chez un propriétaire de la Normandie à qui j'ai enlevé (janv. 1854) deux loupes dont une assez volumineuse. Pour celle-ci, l'opération a bien marché, et le résultat a été fort évident. Mais pour la seconde, ayant, à cause de son petit volume, pratiqué une cautérisation de peu d'étendue, je crains d'avoir négligé, sous celle-ci, une petite loupe, qui, par son développement ultérieur, a fourni toutes les apparences d'une rechute.

Le 25 septembre, j'ai reçu, par l'intermédiaire de M. F...,
qui a conservé une vive reconnaissance du service que je lui
ai rendu, une lettre où il m'anonce que toutes les plaies sont
guéries et offrent des cicatrices linéaires et à peine visibles pour
la plupart.

Ainsi voilà vingt-trois cautérisations pratiquées presque coup
sur coup (les seize premières en six heures) sans avoir excité
une bien grande douleur, du moins la personne opérée l'a affir-
mé, sans avoir apporté aucun trouble dans sa santé générale, aucun dérangement dans ses habitudes. Voilà neuf loupes enlevées
sans aucune douleur, et, je ne dirai pas sans hémorrhagie, mais
sans qu'il se soit écoulé une goutte de sang. Sans doute, sous
ce dernier point de vue, les choses ne se passent pas toujours
aussi bien ; mais s'il peut arriver quelquefois que l'énucléation
des loupes détermine l'écoulement de quelques gouttes de sang,
je puis affirmer que dans l'application de ma méthode on n'a
jamais d'hémorrhagie à craindre, on ne se trouve jamais dans
la nécessité de faire de ligatures. Il paraît, d'après M. Jobert
lui-même, qu'il n'en est pas de même quand on a recours au
bistouri, quelle que soit du reste la manière dont on l'emploie.

Dans l'observation suivante, c'est quatorze loupes qui ont
été enlevées et cinquante-trois cautérisations qui ont été pratiquées ; et si le malade, très impressionnable, a accusé plus de
douleur que Mme A..., si deux ou trois loupes ont fourni, au
moment de l'énucléation, quelques gouttes de sang, le résultat n'en a pas moins été aussi satisfaisant.

Je ne crois pas qu'il existe un chirurgien qui eût osé dans
le premier cas faire simultanément huit incisions, cinq tous les
deux jours dans le second cas, et s'il l'eût fait, il est assez probable qu'il eût pu voir comme chez la mère de Mme A...,
comme chez un individu de la connaissance de M. L..., se développer un érysipèle plus ou moins grave, et qu'il eût eu bien
certainement à combattre des hémorrhagies plus ou moins
abondantes.

Obs. XXXI. — Cette observation a aussi été communiquée à l'*Académie des sciences* dans sa séance du 15 sep-

tembre 1853. M. L..., propriétaire à Saint-V... (Seine-Inférieure), porte, disséminées au milieu des cheveux, dix tumeurs, dont plusieurs ont acquis le volume d'une grosse noix, et même celui d'un œuf de pigeon. Comme trois de ces tumeurs sont bilobées, et qu'une quatrième offre évidemment trois lobes, on arrive au chiffre de quatorze loupes (il faut ajouter à ce chiffre une quinzième loupe du volume d'un grain de chenevis et découverte après le traitement), dont est fournie la tête de ce malade. Quoiqu'il ait encore conservé beaucoup de cheveux, qui sont noirs, mais grisonnants, M. L... ne réussit que très imparfaitement à dissimuler ces dix tumeurs, qui donnent à sa physionomie, quand il a la tête découverte, le plus singulier aspect. Aussi se les fût-il fait enlever il y a déjà longtemps, s'il n'en eût été détourné par les prières de personnes de sa famille, par les conseils de plusieurs médecins, et, dans les derniers temps (décembre 1852) par l'issue fatal d'une opération de ce genre pratiquée à Rouen par un chirurgien de cette ville, et qui avait été suivie d'un érysipèle.

M. L... est âgé de quarante-huit ans, et l'origine de ses loupes remonte à 1830. C'est un homme maigre, bien constitué, d'un tempérament extrêmement nerveux, et de plus gastralgique au plus haut point, double condition qui explique son excessive impressionnabilité.

M. L... avait donc vingt-cinq ans quand apparurent ses premières loupes, et il attribue leur développement à deux causes : l'hérédité d'abord (sa mère avait des loupes, et il a une sœur plus jeune que lui qui en a déjà trois) ; mais il pense en outre que les chagrins qu'il a éprouvés ont favorisé leur développement, qui a coïncidé avec l'époque de sa vie où il en a été le plus accablé (1).

J'ai immédiatement (11 avril 1853) pratiqué la cautérisa-

---

(1) Quoi qu'il en soit de cette opinion, je rappellerai que Mme C*** de Fribourg dont j'ai aussi communiqué l'observation à l'*Acad. des sci.* (sé. du 15 nov. 1852) attribuait aussi à des peines morales le développement de ses loupes.

tion linéaire sur cinq tumeurs d'abord, et sur les cinq autres le
soir, ayant le soin de la faire double pour trois d'entre elles,
qui avaient acquis un volume assez considérable pour qu'il fût
nécessaire d'enlever un lambeau de cuir chevelu, ainsi qu'il a
été fait pour cette même Mme C... dont je rappelais l'histoire à
l'instant même. Ces cautérisations ont été répétées le même
soir, et j'ai agi de même le 12, mais après avoir, à l'aide de
la pointe acérée d'une lancette, légèrement intéressé la première escharre, ayant bien le soin de ne le faire que pour celles
qui avaient déjà assez de profondeur pour ne pas craindre d'atteindre les parties vives.

Le 12 avril au soir (après avoir déjà fait trente-cinq applications de caustique), j'ai pu pratiquer, sans exciter aucune
douleur, sans qu'il s'écoulât une goutte de sang, l'ablation avec
un lambeau de cuir chevelu, d'une première tumeur formée
par l'assemblage de trois loupes, dont une grosse comme un
petit œuf de pigeon, et les deux autres, situées derrière celle-ci,
du volume d'un gros pois. La plus grosse tumeur était située
sur le point où la suture qui unit les deux pariétaux vient tomber sur celle qui joint ces deux mêmes os au coronal.

Le 13, ablation d'une quatrième loupe du volume d'un gros
pois et située sur le pariétal droit, dans le voisinage de la suture
écailleuse. Je continue de pratiquer de nombreuses cautérisations sur les sept tumeurs qui restent, en favorisant la pénétration du caustique soit en ramollissant les escharres à l'aide de
petites frictions faites matin et soir avec la pommade de concombres, soit en incisant légèrement les tissus au fur et à mesure que le caustique les frappe de mort.

Quant à la douleur excitée par ces cautérisations si nombreuses faites simultanément et si souvent répétées, elle a été
assez vive les 11 et 12 avril : ce dernier jour, elle a fait rougir
le malade et a causé un peu d'agitation, qui a réagi sur la nuit,
et celle-ci a été moins bonne que d'habitude. Mais les jours suivants, la douleur est devenue plus supportable, excepté toutefois pour une loupe assez volumineuse située sur l'occipital,
et qui a toujours été fort sensible. Cette même loupe est la

seule qui ait fourni à deux reprises un peu de sang (en tout la valeur d'un verre à liqueur) : la première fois en incisant l'eschare, la seconde au moment de l'ablation. J'ai attribué ces légères pertes de sang, qui n'auraient point eu lieu si j'avais pu agir plus lentement, à la présence d'une artériole fournie par l'occipitale externe et la sensibilité à la présence d'une ramification de la branche postérieure du second nerf cervical.

Le 14, je pratique l'ablation d'une cinquième loupe de la grosseur d'une belle noix et située sur la bosse pariétale gauche, ablation qui a lieu sans exciter la moindre douleur et sans provoquer le moindre écoulement de sang, quoique j'aie incisé l'eschare jusqu'au kyste, ce que j'avais pu faire en toute sécurité, vu l'état complet de désorganisation de la peau comprise entre les deux lignes de cautérisation.

Ces ablations de loupes qui se succèdent rapidement impressionnent le malade, agitent ses nuits, de sorte que je m'abstiens pendant vingt-quatre heures de toute cautérisation (il en a été pratiqué quarante-cinq jusqu'à ce jour). Je fais prendre en même temps quelques bains, et je prescris des pilules avec l'extrait aqueux de noix vomique.

Le 15 ; je procède encore aujourd'hui à l'ablation de deux loupes ; l'une située sur le pariétal gauche, près du sommet de la courbe que décrit la suture écailleuse, et l'autre sur la bosse pariétale du même côté. Ces deux loupes, qui sont chacune du volume d'une noix, ont été enlevées sans exciter ni douleur ni la moindre effusion de sang. Après cette ablation, je procède à la cautérisation des six dernières tumeurs.

Le 16, ablation d'une loupe du volume d'une petite amande située sur la même bosse pariétale, et, dans la même cavité, de deux autres petites loupes presqu'à l'état rudimentaire. Je cautérise en même temps, après légère incision, les deux loupes (toutes deux de manière à produire une perte de substance), du volume d'une très grosse noix, situées, l'une sur la bosse pariétale droite, la seconde sur la crête occipitale. C'est en incisant l'eschare de cette dernière que j'ai intéressé la petite artériole fournie par l'occipital externe, qui avait résisté à l'action du caustique, quoiqu'il eût tout désorganisé autour d'elle.

Le 17, ablation de deux grosses loupes avec perte de subs·
tance, du volume d'un petit œuf de pigeon, l'une située sur
la bosse pariétale gauche, l'autre immédiatement au-dessous
de la protubérance occipitale externe. Cette double ablation a
eu lieu sans exciter la moindre douleur, malgré les adhérences
des deux loupes, surtout de la première, qui a fourni après
l'extraction un demi-verre à liqueur de sang.

Le 19, je croyais avoir extirpé la veille toutes les loupes de
M. L...; mais aujourd'hui, en le pansant, j'en ai encore enlevé une de la grosseur d'un petit pois, comprise dans la tumeur qui était située sur la ligne qui unit les deux pariétaux,
et une dernière, du volume et de la forme d'un haricot, accol-
lée à celle que j'avais antérieurement enlevée de la bosse pariétale gauche, mais bien distincte, puisqu'il a fallu agir d'a-
bord sur la peau.

Depuis cette dernière ablation, j'ai journellement pansé les
dix plaies que j'avais faites, tantôt en en rapprochant les bords
avec des bandelettes agglutinatives, tantôt en réprimant les
chairs à l'aide de cautérisations avec le nitrate d'argent, mais
en ayant toujours soin de couper très ras les cheveux placés
sur les bords des plaies. M. L... a pu quitter Paris le 4 mai ;
mais toutes ses plaies ne furent complétement cicatrisées que
le 9 juin suivant.

Ainsi j'ai pu chez ce malade enlever, du 11 au 19, *quatorze
loupes* en lui faisant dans cet intervalle de neuf jours *cinquante-
trois cautérisations*, qui n'ont jamais fait naître la moindre
apparence d'érysipèle, qui n'ont excité en définitive qu'une
douleur fort modérée, malgré la grande impressionnabilité du
malade. La perte de sang a été insignifiante, et elle eût été
facilement nulle en se pressant moins. Le malade n'a pas
gardé un seul jour la chambre, et il est venu chaque jour chez
moi se faire cautériser d'abord, panser ensuite ; et quoiqu'il
soit demeuré vingt-cinq jours à Paris, il eût pu à la rigueur en
partir le 20 et n'y demeurer par conséquent que dix jours. Enfin le 9 juin, deux mois après le commencement du traitement

(du 11 avril au 9 juin), M. L.... m'annonçait sa guérison définitive.

Il est ensuite venu me voir le 15 juillet, et j'ai pu m'assurer que les cicatrices sont pour la plupart linéaires, peu visibles et facilement dissimulées par les cheveux. Quant à la quinzième loupe, qui a échappé à mes recherches, nous sommes
convenus, M. L.,. et moi, d'attendre, pour en faire l'extraction, qu'elle ait acquis un volume appréciable.

Au moment de la première apparition de ce mémoire, la
Méthode de la cautérisation linéaire commençait déjà à avoir
la sanction du temps; car depuis ma première communication
à l'Académie des sciences (juillet 1850) j'avais eu l'occasion d'en
faire de nombreuses et heureuses applications; mais il lui
manquait encore d'avoir été appliquée par d'autres praticiens.
C'est là, en effet, un contrôle qui prouve deux choses : d'abord
que celui qui paraît en avoir eu la première idée a dit tout ce
qu'il fallait dire pour que la description qu'il en a donnée fût
facilement comprise, et qu'il n'a négligé aucun des détails qui
permettent son application par une autre main que la sienne
et assurent son succès ; et, en second lieu, que le manuel opératoire n'offre pas de ces difficultés qui exigent une main tellement exercée que tout praticien mis en demeure à ce sujet hésite à en faire une première application. Aussi, suis-je heureux et reconnaissant en même temps de ce que deux confrères
étrangers, que je vais maintenant laisser parler, m'aient mis à
même de publier l'observation suivante, qui, je l'espère du
moins, démontrera l'efficacité et l'innocuité de la *méthode de
la cautérisation linéaire* appliquée dans toute sa rigueur.

Obs. XXXII (1). « Mme de C..., âgée de soixante et onze

(1) Cette observation, que j'ai communiquée une première fois,
ainsi que je l'ai dit plus haut (p. 80), à l'*Académie des sciences*, et
dernièrement, quand elle a été complète, à cette même Académie et
à l'*Académie de médecine*, a été rédigée par MM. Delongchamp, chirurgien, et Lagger, médecin à Fribourg (Suisse) qui ont concouru,
chacun dans la limite de leurs occupations habituelles, à la guérison de
Mme C...

ans révolus, d'une haute stature; jouissant habituellement d'une bonne santé, quoique d'un tempérament éminemment nerveux, portait depuis un grand nombre d'années (environ vingt ans) sept loupes à la surface du cuir chevelu, dont elle rapportait la cause à de vives impressions morales. Quoiqu'il soit bien difficile de justement apprécier la valeur de cette assertion, toujours est-il certain qu'à chaque chagrin violent ressenti par Mme de C..., de nouvelles loupes surgissaient, et les anciennes augmentaient immédiatement de volume.

« Deux de ces tumeurs, situées sur le côté droit de la tête (une sur la partie antérieure du pariétal, l'autre sur sa partie postérieure), avaient acquis des proportions effrayantes. La plus volumineuse mesurait 11 centimètres dans un sens et 10 dans l'autre; la seconde n'avait que 9 centimètres et demi sur 8 et demi : elles étaient si voisines qu'elles se confondaient presque l'une dans l'autre. Quant à leur poids, il n'a pu être constaté, vu qu'elles se sont vidées avant l'enlèvement des kystes, mais il était tel que les deux tumeurs se repliaient sur elles mêmes, étaient en partie pendantes et forçaient presque la malade à incliner la tête de ce côté. Des cinq autres loupes situées sur le sommet de la tête, trois étaient de la grosseur d'une grosse noix, et les deux autres du volume d'une petite pomme.

«Quoique les deux loupes dont nous avons donné les proportions plus haut fussent devenues une source d'incroyables incommodités pour Mme de C..., elle ne pouvait cependant se décider à aucune opération par suite de la crainte que lui inspirait le bistouri, ainsi que le chloroforme; aussi accueillit-elle avec un grand empressement l'idée d'en être débarrassée par un procédé opératoire *non sanglant*, fût-il même douloureux. Le mode d'opération indiqué avec un soin minutieux par M. le docteur A. Legrand, en réponse à une consultation que nous lui avions adressée, inspira une telle confiance à la malade, qu'elle insista pour qu'on procédât de suite à l'ablation simultanée des deux loupes précitées, quoique nous eussions désiré, à cause de son grand âge et de sa susceptibilité nerveuse, ne les enlever que successivement.

« Ce fut celui de nous qui se livre plus spécialement à la pratique de la chirurgie qui se chargea de l'application du procédé indiqué, quoiqu'il eût d'abord été effrayé du volume qu'avaient acquis les deux loupes.

« La première cautérisation linéaire fut pratiquée le 9 mars 1852 ; elle fut faite double pour chaque loupe, de manière à comprendre entre les deux lignes de cautérisation (lignes semi-elliptiques se réunissant à leurs deux extrémités) un lambeau de cuir chevelu assez large pour obtenir une perte de substance destinée à compenser l'effrayante distension du cuir chevelu et favoriser ainsi la cicatrisation. Chaque lambeau, offrant la forme de ces morceaux d'étoffes qu'on nomme *fuseaux* et qu'on coud ensemble pour faire les ballons, avait 12 centimètres au moins dans son grand diamètre mesuré de l'une à l'autre de ses extrémités, et 8 centimètres à l'endroit du plus grand développement de son plus petit diamètre.

« Les deux premières cautérisations furent peu douloureuses ; mais, après la troisième, il se manifesta un phénomène assez singulier : les loupes, qui étaient flasques, assez semblables à de grosses vessies, remplies d'un liquide épais, se sont tendues et ont acquis une dureté extraordinaire.

« A dater de ce moment, les cautérisations furent plus douloureuses, et donnèrent lieu à un ébranlement nerveux général, qui fut calmé par un grand bain, et à quelques accès de fièvre, qui ne diminuèrent cependant en rien l'appétit.

« Après la sixième cautérisation, on laissa la malade prendre un jour de repos.

« La portion de cuir chevelu qui forme l'enveloppe de chacune des loupes s'étant développée inégalement, il en est nécessairement résulté des inégalités dans l'épaisseur de cette même enveloppe, inégalités que la cautérisation a rencontrées dans son trajet ; de sorte que le caustique a agi avec une rapidité variable pour les différents points parcourus par les lignes de cautérisation. Ce qui a fait encore que le 19 une des loupes s'est vidée par un point de l'escharre qui s'est rompu, et la seconde en a fait autant dans la nuit du 20 au 21. Cette nuit a été mauvaise, et le matin, Mme de C.... a éprouvé une syncope qui s'est prolongée deux ou trois minutes; événement qu'on ne peut attribuer qu'à l'impressionnabilité de la malade, très émue par le double phénomène de l'évacuation spontanée de ses loupes, qui le lendemain s'étaient remplies, mais sans reprendre leur volume primitif. Les cautérisations, qui, malgré la douleur qu'elles causaient, n'exerçaient cependant presque aucune action sur le système nerveux, furent pourtant encore suspendues pendant deux jours. Elles furent ensuite reprises jusqu'au 28 mars, époque où le kyste tout entier d'une des deux loupes put être enlevé avec l'escharre presque sans douleur, et sans que le pouls de la malade, familiarisée enfin avec le manuel de l'opération, ait éprouvé la moindre variation. Chose fort singulière ! c'est qu'au centre de cette grosse loupe il s'en est trouvé une autre du volume d'une prune, dont l'enveloppe était fort mince. Elle fut immédiatement cautérisée, et ne tarda point à tomber, presque sans qu'il eût été nécessaire d'y toucher.

« La seconde loupe a été enlevée, le 8 avril, aussi facilement et aussi heureusement que la première, et, le 14 avril, les deux plaies, (en même temps que Mme de C.... était dans l'état le plus satisfaisant de santé) commençaient à se cicatriser.

« Cependant, le 30 avril, le travail de cicatrisation parut se ralentir, et la plaie de la dernière loupe offrit çà et là quelques petits points blancs que nous n'hésitâmes point à considérer comme résultant d'un manque de vitalité, que nous réveillâmes facilement en touchant tous ces points avec le crayon de nitrate d'argent : petite opération dont tout le monde connaît l'innocuité, et qui suffit cependant pour exciter chez Mme de C.... cette agitation nerveuse que nous avons plusieurs fois signalée dans le cours de cette brillante application de la méthode instituée par notre confrère de Paris. Depuis ce moment, la cicatrisation marcha rapidement et sans encombre.

« Quant aux cinq loupes qui restaient, quoiqu'elles gênassent relativement fort peu la malade, elle se les fit enlever en 1854 par le même procédé, mais bien plus facile pour les plus petites, puisqu'il a suffi pour celles-ci d'une cautérisation linéaire simple. Mme de C.... a si peu souffert de cette seconde opération, que, malgré ses soixante-treize ans, elle n'a jamais gardé un seul jour le lit, et aucun accident n'est survenu durant la cautérisation, l'énucléation des loupes et la cicatrisation qui s'opéra ensuite avec la plus grande régularité. Depuis, Mme de C..., qui touche à ses soixante-quinze ans, n'a pas cessé un instant de jouir, dans les meilleures conditions de santé, du bénéfice de cette double opération, et il ne se passe point un jour sans que, dans sa fervente piété, elle ne remercie Dieu, les médecins qui l'ont opérée, et celui qui, malgré l'éloignement où il se trouvait, les avait inspirés et guidés. »

J'ose espérer que le lecteur voudra bien m'excuser d'avoir conservé à cette observation, dont il me paraît difficile de contester la valeur, sa forme un peu louangeuse, et de bien vouloir croire que si j'en ai agi ainsi, j'ai plus songé à la propagation de la méthode qu'à ma personne.

Depuis la publication de ce mémoire, j'ai été amené à modifier, dans certains cas, la forme de la cautérisation; c'est à l'exposition de ces procédés et des résultats avantageux que j'en ai obtenus, que je consacrerai l'*Appendice* qui terminera cette seconde édition.

APPENDICE.

De la cautérisation circulaire.

Communiqué à l'Académie des Sciences, dans sa séance du 29 juin 1857. (1).

Lorsqu'une tumeur en se développant, prend une forme arrondie et qu'en même temps la portion par laquelle elle tient à l'individu qui en est affligé se rétrécit, on dit : qu'*elle est pédiculée*. La première pensée qui doit venir à l'esprit du chirurgien, en présence des tumeurs qui affectent cette forme, c'est d'étreindre cette base rétrécie dans un lien, qu'on serre

____

(1) Ce Mémoire a valu à l'auteur l'honneur d'être nommé membre correspondant de la *Société médicale* du département d'Indre-et-Loire.

de plus en plus, qui suspend dans toute la portion de la tumeur située au-dessous de la ligature toute circulation et par suite toute vitalité, qui la frappe par conséquent de mort, et détermine nécessairement sa chute par suite du travail auquel la nature se livre dans tous les cas de ce genre ; travail d'élimination qui s'opère au-dessus de la ligature et qui détermine la chute de la tumeur, dans des délais plus ou moins longs.

Il faut que de grands inconvénients se rattachent à cette méthode, puisque, malgré sa simplicité, elle n'est guère appliquée qu'au traitement des verrues. M. le professeur Jobert de Lamballe, dans une leçon sur *les loupes* (Voy. *Gazette des hôpitaux*, année 1855, n° 94), s'explique dans les termes suivants sur le procédé de la ligature : « On a aussi proposé de lier la tumeur avec un fil ciré. Ce procédé qui, en théorie, est si simple, a souvent, dans son application, déterminé des accidents de gangrène tellement graves que plusieurs malades y ont succombé. La ligature est très douloureuse, très dangereuse, et la prudence défend aux chirurgiens de s'exposer aux sérieuses complications qui suivent très souvent son emploi. » Le même auteur ajoute que ce procédé exposerait même aux érysipèles.

Parmi les inconvénients que M. Jobert attribue à la ligature *simple*, il en est un qui me paraît incontestable; car il a été signalé par les partisans eux-mêmes de cette méthode : c'est la douleur! Ainsi M. Perrod, de Lyon, élève de M. Gensoul, en relatant dans sa Thèse inaugurale (1) un fait d'ablation par la ligature d'une tumeur pédiculée située sur la tête et très volumineuse, s'exprime ainsi : « La base de la tumeur fut entourée par l'anse d'un cordonnet de soie, et la constriction fut opérée à l'aide d'un barillet constricteur, de l'invention de M. Gensoul. Les douleurs furent assez violentes dans les premiers moments qui suivirent la constriction ; on prescrivit les opiacés à l'intérieur et à l'extérieur. La ligature fut resserrée deux fois, le jour même de l'opération. Le lendemain, on renouvela la constriction, et on la réitéra trois fois dans la jour-

(1) *De l'emploi de la ligature pour opér l'ablation de diverses tumeurs.* Paris, 1829.

née. La tumeur, qui était d'abord d'un rouge foncé, et qui avait augmenté de volume, prit une teinte noire, devint flasque, et la ligature, serrée deux fois chaque jour, fut enfin suivie de la chute de la tumeur. Dès lors les douleurs, qui avaient graduellement diminué, cessèrent complétement... » (*Archives générales de médecine*, année 1829, t. XXI, p. 597 et 598.)

En citant les lignes qui précèdent, je n'ai pas seulement voulu corroborer le témoignage de M. le professeur Jobert au sujet de la production de la douleur; mais j'étais bien aise, en outre, de rappeler l'ancien procédé, dont je connaissais les inconvénients et les dangers. Aussi, le jour où l'occasion me fut offerte d'en faire une application facile et qui me parut convenable, j'y apportai de suite une importante modification, qui, je le crois du moins, lui enlève tous ses inconvénients, tous ses dangers, en lui laissant tous ses avantages.

Ce fut, ainsi sans doute, que le lecteur se le rappelle, chez M. Gaudichaud, botaniste distingué, membre de l'Académie des sciences, enlevé beaucoup trop tôt à la science, que j'eus l'occasion de faire une première application de cette importante modification à la ligature simple. (Voy. Obs. V, p. 17.) Modification bien simple, puisqu'elle consiste seulement à imbiber abondamment le fil constricteur du caustique que j'emploie pour la cautérisation linéaire.

Je croyais la méthode tout à fait nouvelle; je croyais qu'à moi revenait l'honneur de l'avoir instituée le premier, quand, en parcourant les thèses de la Faculté de médecine de Paris, j'ai trouvé le fait suivant dans celle d'un médecin du nom de Gissot (1), soutenue en l'an XIII (1805).

Obs. XXXIII. « M... portait à la partie interne supérieure et postérieure de la cuisse droite un steatôme de la grosseur d'un œuf de poule. M. Boyer (*Obs. recueillie dans le cours de pathologie* de ce professeur) plaça autour du pédicule mince, qui supportait la tumeur, un fil de coton trempé dans de la potasse caustique tombée en *deliquium*. Au bout de quatre

---

(1) Essai sur les loupes, page 16.

heures l'escharre se trouva formée; on l'incisa, et une ligature, qui fut placée dans l'incision et qu'on serra graduellement, fit tomber la loupe le cinquième jour, *sans avoir causé presque aucune douleur.*

L'illustre chirurgien, à qui M. Gissot a emprunté ce fait important, l'a lui-même relaté dans ses œuvres à jamais immortelles (*Traité des malad. chirurgic.*, 4e édit., t. II, p. 503). Mais on voit qu'il n'a eu en aucune façon la pensée de généraliser ce procédé, de constituer une méthode : il l'employait, dit-il, « dans le seul but d'éviter aux malades la douleur de la ligature. » On vient de voir, en effet, que Boyer se contentait de produire une première escharre, qui n'intéressait que l'épaisseur de la peau, et qu'il fendait pour placer une nouvelle ligature dans le fond de l'incision, mais sans la charger de nouveau de la solution caustique. Cette seconde ligature était successivement serrée, jusqu'à ce qu'il eût obtenu la flétrissure d'abord, puis la chute de la tumeur. Mais il me semble que, même en procédant ainsi, indépendamment de cette circonstance importante, que le résultat désiré doit se faire plus longtemps attendre, on peut encore avoir à redouter les inconvénients de la ligature, diminués cependant de cette circonstance que la peau ayant été franchie à l'aide de la cautérisation, on n'a rien à craindre des mauvais effets, toujours les plus redoutables, de la compression) sans destruction préalable par le caustique) exercée sur cette importante enveloppe de tous nos organes.

Dans l'observation qui va suivre, comme dans celle à laquelle je renvoyais le lecteur, la ligature n'a jamais été qu'un moyen commode d'appliquer la solution caustique, de régulariser et d'accélérer son action, et on va voir combien le résultat a été favorable et facilement obtenu. Le cas offre la plus grande analogie avec celui de Boyer, quant à la situation et à la nature de la tumeur.

Obs. XXXIV. M. D..., ancien magistrat à A..., âgé de soixante-huit ans, jouissant d'une très bonne santé, porte à la base de la fesse droite, au-dessus de ce sillon profond qui la sépare de l'origine de la cuisse, par conséquent sur le bord inférieur du grand fessier, une tumeur irrégulièrement sphérique, du volume d'une reinette grise (grand diam. 0^m.7, petit diam. 0^m.5; circonférence 0^m.18), pendante par suite de l'allongement de la peau, qui lui fournit une enveloppe pédiculée assez large. Cette tumeur, qui, par conséquent, n'a aucune espèce d'adhérence, dont l'origine remonte à quinze ou vingt ans, offre au toucher quelques inégalités qui vous donnent la sensation de vaisseaux lymphatiques engorgés et rampant sous la peau; du reste, aucune sensibilité, mais une sensation pénible accusée par le malade en un point de la circonférence qui se rapproche du pédicule. Toute la peau qui recouvre la tumeur est sensiblement plus animée que la peau voisine, et cependant il n'y existe aucune espèce de chaleur; aussi doit-on attribuer cette coloration rosée, qui diminue quand on soutient la tumeur, à la difficulté que la pesanteur oppose au sang, qui circule dans l'épaisseur de la peau, pour retourner dans le torrent circulatoire.

Immédiatement (6 oct. 1851) je pratiquai une première cautérisation circulaire à l'aide d'un gros fil, abondamment imprégné d'une solution concentrée de potasse caustique dont j'entourai le pédicule sans le serrer; le même soir, je mouillai abondamment la même ligature avec la solution caustique.

Le 7. La tumeur a légèrement diminué de volume et est devenue plus ferme; j'enlève le premier lien pour en appliquer un second (toujours abondamment imprégné d'une solution caustique) que je serre assez fortement, sans causer aucune douleur; le soir, quatrième cautérisation en mouillant le fil.

Le 8. J'intéresse d'abord légèrement, à l'aide de la pointe d'une lancette et à une profondeur de 3 millimètres au plus, l'escharre qui s'est formée sous le fil et qui reste fort humide. A la partie inférieure, je rencontre une artériole qui fournit une ou deux gouttes d'un sang très-vermeil; il me suffit de toucher avec le caustique l'endroit où le sang s'est montré, pour en arrêter immédiatement l'écoulement. Application d'une nouvelle ligature, toujours chargée de caustique, dans le sillon que j'ai ouvert dans l'escharre; à peine ai-je serré celle-ci, que presque immédiatement on voit la tumeur perdre sa couleur rosée, pâlir, prendre une teinte plombée, et la peau qui la recouvre commence à se friper ; la tumeur est encore plus ferme. Le soir, elle a pris une teinte violacée, tendant vers le noir, et au toucher elle est froide ; l'épiderme est encore plus fripé ; sixième cautérisation.

Le 9. La tumeur a repris quelque chaleur, et sa face antérieure une teinte plus animée ; je complète le sillon que j'avais commencé à ouvrir, et j'applique une nouvelle ligature, toujours bien chargée de caustique, comme de juste. Le soir, la tumeur a pris une teinte encore plus animée, ce qui me détermine à appliquer un nouveau lien, bien imprégné de caustique, que je serre le plus possible. A peine cette opération faite (sans que le malade en ait rien senti), je vois une teinte bleue livide se répandre sur ce côté, qui conservait encore quelque vie, quoiqu'il eût perdu toute chaleur.

Le 10. La tumeur ne tenant plus que par un pédicule assez étroit, j'essayai de l'inciser couche par couche, tout prêt à m'arrêter à la moindre manifestation d'une sensation douloureuse ; car un reste d'animation me faisait craindre de ne point y avoir éteint toute vitalité ; mais l'ablation eut lieu à l'insu du malade, qui fut fort étonné quand je lui montrai sa tumeur. Il y eut cependant un point qui fournit quelques gouttes de sang, que j'arrêtai immédiatement en le touchant avec un crayon de nitrate d'argent ; puis, je pratiquai une dernière cautérisation avec la solution de potasse caustique, sur toute l'étendue de l'escharre, qui était bien grande comme une pièce de cinq francs, et qui commençait à se détacher.

M. D... quitta le lendemain Paris pour retourner à A..., où le rappelaient ses fonctions, qu'il reprit immédiatement, se pansant matin et soir avec de la pommade de concombre. L'escharre se détacha vers la fin d'octobre ; mais la cicatrisation complète, qui se fit un peu attendre, ne fut définitive que dans les premiers jours de décembre.

L'Exposition a ramené M. D... à Paris, et, dans la visite qu'il m'a faite (15 sept. 1855), j'ai appris avec une grande satisfaction qu'il n'avait rien ressenti depuis, et je lui ai trouvé si bon visage, que j'ai dû penser que la présence de cette tumeur apportait dans sa santé quelque trouble ou physique, ou moral.

Je viens de revoir M. D... qui a aujourd'hui (15 juillet 1857) soixante-quatorze ans, et à qui on en donnerait à peine soixante, tant sa santé est florissante.

Je complèterai maintenant cette observation par l'analyse microscopique et chimique de cette tumeur : la première faite avec le concours de M. le docteur Mandl, la seconde par M. Lassaigne, alors professeur de chimie à l'Ecole vétérinaire d'Alfort.

La masse pesait 113 gr. 50 centigr. C'est une tumeur adipeuse très adhérente à la peau par une enveloppe cellulo-vasculaire, qui envoie de nombreux prolongements et des feuillets formant cloison, à travers la substance adipeuse, qui est entièrement composée de vésicules graisseuses hypertrophiées. A l'aide du microscope, on distingue, entre les globules graisseux, les fibres fines et ondulées du tissu cellulaire, de même qu'on constate l'existence de vaisseaux très nombreux, avec leurs ramifications et leur contenu sanguin et gobuleux. Ce qui rendait donc ce lipôme remarquable, c'était sa richesse vasculaire et la puissante adhérence de la peau au tissu cellulaire épaissi.

A l'analyse chimique, M. Lassaigne a trouvé :

Eau.	32 gr., 5
Huile ou graisse demi-fluide.	48 gr., »
Albumine soluble et principes salins du sérum du sang.	1 gr., 4
Tissu albumino-fibreux.	18 gr., 1
	100 gr. »

« La matière huileuse de ce lipôme, continue M. Lassaigne, dans la lettre qu'il m'a fait l'honneur de m'écrire, en date du 27 octobre 1851, se saponifie par l'action des alcalis caustiques et fournit un savon qui communique à l'eau beaucoup de viscosité.

« L'incinération d'une partie de ce lipôme n'a fourni qu'une très petite quantité de cendres, dont le poids s'élevait à environ 0.004 de la masse. Ces cendres renfermaient du chlorure de sodium, du carbonate de soude et de petites quantités de sulfate et de phosphate. »

M. Lassaigne a soin de me faire observer qu'il n'a agi que sur les parties centrales, qui n'avaient point été atteintes par le caustique.

On aurait pu, dans ce cas, si ce n'eût été l'invincible répugnance que M. D*** avait contre l'instrument tranchant, y avoir recours, sans qu'il en fût probablement résulté de grands inconvénients. Il n'y aurait eu aucune dissection à faire : une simple section, qui eût été faite rapidement et en un seul temps, aurait suffi, et si elle eût été suivie du développement d'un érysipèle, ce qui est toujours possible, son siége lui eût sans doute permis de suivre son cours sans danger pour le malade. Ce qu'il y eut seulement à redouter, d'après la richesse vasculaire dévoilée par le microscope, c'est une hémorrhagie plus ou moins abondante, et qui eût pu nécessiter la ligature d'une ou de plusieurs artères, ce qui eût fait rentrer cette ablation de tumeur, si simple de prime abord, dans la classe des grandes opérations ; tandis qu'en ayant recours à la cautérisation, c'est à peine si le malade a perdu quelques gouttes de sang, et on était certain de ne pas voir se reproduire d'érysipèle.

Cette certitude dominait la question dans le cas suivant, où il s'agissait d'un vieillard chez lequel un érysipèle, surtout s'il eût été phlegmoneux, comme dans le cas relaté plus haut (Obs. XVI, p. 57), eût été facilement mortel. Aussi appréciera-t-on sans doute, encore mieux que dans le cas précédent, les avantages de la cautérisation circulaire, dont je lui ai fait une heureuse application.

Obs. XXXV. Le nommé Dupuis (demeurant alors rue du Faubourg-Saint-Denis, n° 45), âgé de soixante-treize ans et cependant jouissant encore d'une assez bonne santé, est affecté de deux loupes : la première, située au sommet du coronal, sur la ligne médiane, et dont l'origine remonte à vingt-cinq ou trente ans, n'est arrivée dans cette longue période de temps qu'au volume d'une grosse amande, dont elle a l'aspect. La seconde, au contraire, située au côté gauche de la tête, sur la ligne courbe supérieure de l'occipital, quoique ne remontant qu'à cinq ou six ans, a acquis le volume d'une très grosse bille de billard (grand diam., 0^m.068 ; petit diam., 0^m.060) dont elle affecte la forme. Cette tumeur est recouverte d'une peau très fine que sillonnent des veines nombreuses, et dont la température m'a paru plus faible que celle du cuir chevelu, quoiqu'il ne soit recouvert que de rares cheveux.

A l'aspect de cette tumeur, je compris sur-le-champ que si je voulais mettre en usage la méthode que j'emploie habituellement pour les loupes d'un gros volume(1), j'avais à craindre que toute cette portion de peau ainsi réservée pour faciliter la cicatrisation, mais déjà fortement altérée par la distension qu'elle avait subie, ne tombât en pourriture et ne me fût, par conséquent, d'aucune utilité. Cette considération me détermina à enlever la tumeur en masse, en comprenant sa base, qui n'avait que 0^m.50 de diamètre, dans un fil un peu fort et abondamment imbibé d'une solution concentrée de potasse caustique. Seulement, pour empêcher la cautérisation de s'étendre, je pris la précaution d'enduire de collodion toute la portion du cuir chevelu au centre duquel s'était développée la tumeur.

C'est le 20 mars (1854) que je fis l'application du premier lien, ce qui a excité une douleur assez vive et qui dura deux heures au moins.

Le 21. Deuxième cautérisation circulaire.

Le 22. La douleur causée par cette seconde cautérisation a persisté toute la journée, même la nuit, et a troublé le sommeil. Elle a, du reste, exercé une action puissante sur la vitalité de la tumeur, dont l'enveloppe cutanée a pris une couleur lie de vin très prononcée, surtout en dessous, où elle est presque noire ; toute la tumeur est froide comme le marbre. Troi-

---

(1) V. Obs. XXX. p. 75.

sième cautérisation, en serrant très fort le fil, que je charge très abondamment de caustique.

Le 24. Toute la moitié inférieure de la tumeur est complétement gangrénée et se couvre de phlyctènes, qui laissent échapper une sérosité d'une odeur nauséabonde. Il existe un peu d'agitation fébrile chez le malade, qui se plaint de la perte de son appétit. Je conseille, mais en vain, l'usage du sirop de quinquina. C'est alors que sentant la nécessité de faire pénétrer également le caustique, j'intéresse légèrement, à l'aide de la pointe d'une lancette, la partie supérieure de l'escharre circulaire, ce que je réussis à faire sans exciter la moindre douleur, mais en déterminant l'écoulement de quelques gouttes d'un sang très pauvre; puis j'applique un quatrième lien.

Le 29. Dupuis, un peu éprouvé par la dernière cautérisation, n'est revenu me trouver qu'aujourd'hui. Sans doute sa santé générale est raffermie, mais la tumeur a repris quelque vitalité. J'applique immédiatement un nouveau lien circulaire très abondamment chargé de caustique, mais après avoir légèrement fendu l'escharre dans toute son étendue.

Le 1er avril, la tumeur s'est en grande partie vidée par une petite ouverture qui s'y est faite spontanément dans la portion sphacélée. Il s'en est écoulé un liquide noirâtre, exhalant une odeur horriblement fétide. Je continue d'inciser toute la portion de l'escharre où toute vitalité est bien certainement éteinte, et j'applique un nouveau lien. Malgré l'existence d'un mouvement fébrile marqué et la douleur toujours assez vive, mais peu durable, excitée par la cautérisation, la santé générale se soutient assez bien.

Le 4. La tumeur est aujourd'hui entièrement vidée, mais la portion supérieure de son enveloppe cutanée a conservé quelque vitalité, ce qui m'oblige à pratiquer une septième cautérisation circulaire. Elle est suivie d'une suppuration assez abondante, qui atteint une des ramifications de l'artère occipitale, ce qui détermine un léger écoulement de sang qui s'arrête spontanément.

Le 8. La tumeur a continué de se réduire; cependant, je fais une nouvelle cautérisation, et à l'instant même la portion de la peau restée encore vivante devient livide; aussi la trouvai-je tombée à ma visite du 10 avril. Cette fois, en voulant appliquer un dernier lien, toujours chargé de caustique, à un fragment de tissu resté encore vivant, je mis à découvert une seconde artériole, aussi fournie par l'occipitale, mais dont je réussis à arrêter immédiatement le sang, à l'aide d'une petite compresse imbibée de perchlorure de fer.

Malgré la précaution que j'avais prise d'enduire de collodion les parties circonvoisines, il resta, après la chute de la dernière escharre, une plaie de la grandeur à peu près et de la forme d'une pièce de cinq francs, mais dont la cicatrisation était complète le 1ᵉʳ mai.

J'ai eu, depuis, l'occasion de revoir M. D..., qui s'est remarié malgré son grand âge, et qui ne conserve de son énorme loupe qu'une cicatrice superficielle, grande à peine comme une pièce de cinquante centimes, et que ses rares cheveux blancs dissimulent cependant fort bien.

Dans l'observation suivante, la cautérisation circulaire a donné un résultat aussi favorable que facilement obtenu.

Obs. XXXVI. M. Lallemand, âgé de soixante-trois ans, officier supérieur en retraite, demeurant à Nancy, porte sur la région épigastrique une tumeur pédiculée, de forme ovale et ayant assez bien la forme d'un galet. Son plus grand diamètre est de 0ᵐ.055, le plus petit de 0ᵐ.040, et son épaisseur de 0ᵐ.030. Son pédicule prend naissance au mileu d'une autre tumeur aplatie, ayant à peu près l'aspect d'un *nævus maternus*, et elle y est attachée par un pédicule qui a environ le tiers du diamètre de sa face inférieure. Toute la surface de cette tumeur est lisse, recouverte d'une peau très mince, qui laisse continuellement échapper un sang liquide et très rouge, écoulement qui augmente au moindre contact un peu rude. La première tumeur, sur laquelle celle-ci est implantée, est inégale, mamelonnée, comme les *nævi*; mais la peau qui la recouvre est sèche, ridée, et d'une teinte rosée : elle recouvre presque en entier la région épigastrique. A droite de cette plaque, du côté du foie, il existe une seconde tumeur, aplatie comme la première, assez longue, très étroite et ayant le même aspect. L'une et l'autre offrent des renflements pédiculés aussi et quelque analogie de forme avec des végétations.

M. Lallemand fait remonter l'origine de la première de ces tumeurs à 1810 ou 1811 ; il en attribue la cause à la pression exercée par le ceinturon de son sabre. En 1813, on pratiqua l'ablation de cette première tumeur à l'aide du bistouri, ce qui exigea une dissection assez longue et donna lieu à une hémorrhagie abondante et qui fut difficile à arrêter.

Soit parce qu'elle n'avait point été complétement enlevée, soit parce que la même cause la fit se reproduire, toujours est-il qu'elle ne tarda point à renaître, qu'elle s'étendit de plus en plus et donna lieu à des excroissances pédiculées dont plusieurs furent enlevées par le malade lui-même à l'aide de la ligature, ce qui lui était fort douloureux. Mais il en survint une, plus volumineuse que les autres, qu'il n'osa point attaquer de la même façon, et qui a fini par acquérir les dimensions que j'ai indiquées plus haut.

J'ai immédiatement (24 juin 1852) attaqué cette grosse tumeur d'apparence sanguine par la cautérisation circulaire pratiquée à l'aide d'un gros fil de chanvre imprégné de solution de potasse caustique et légèrement serrée autour de son pédicule.

Le 25. J'enlève le premier fil, qui a formé une escharre bien marquée déjà fétide et laissant échapper un sang vermeil. Application d'un nouveau fil chargé de caustique comme le premier. Quoique le malade affirme que la douleur est fort légère, nullement comparable à celle que lui causaient les petites ligatures qu'il a plusieurs fois appliquées lui-même antérieurement ; impressionné par la première cautérisation, il l'est par la seconde au point d'éprouver presque une syncope.

Le 26. Le fil caustique étant appliqué sur des tissus d'une nature peu résistante, il a commencé à pénétrer dans l'intérieur du pédicule, et une petite portion de la tumeur commence à être frappée de gangrène. Troisième cautérisation.

7

Le 27. Quatrième cautérisation.

Le 28. Chute de la tumeur ! ce qui donne lieu à l'écoulement d'un peu de sang, qui a été facilement arrêté au moyen d'une application d'eau de Cagliari ; ensuite, pansements avec la pommade de concombre additionnée de 1 centigramme par gramme de sous-carbonate de plomb.

Le 8 juillet, M. Lallemand a pu retourner à Nancy, où il réside, et j'ai appris, le 10 août suivant, par M. le général de Saint-M..., qui me l'avait adressé, la guérison définitive de la plaie qui avait succédé à la chute de l'escharre.

Quant aux deux tumeurs plates dont j'ai signalé l'existence, elles sont restées dans le même état, et comme elles ne causaient aucune gêne au malade, il s'est peu soucié de se soumettre à des cautérisations, qui, à cause de leur étendue, eussent pu être assez douloureuses, et je n'avais aucune raison sérieuse de l'y engager.

J'ai eu ensuite, par la même voie, des nouvelles de M. Lallemand, et j'ai appris avec plaisir qu'il avait continué de jouir du bénéfice de son opération jusqu'en 1856, époque à laquelle il a succombé à une affection catarrhale.

Il y avait un grand intérêt à s'éclairer sur la nature de la tumeur enlevée, et, malgré l'altération que lui avait fait subir l'action du caustique, elle a pu être examinée au microscope par M. Lebert, qui habitait alors Paris, et qui est aujourd'hui médecin en chef du grand hôpital de Zurich.

La tumeur pesait encore 47 grammes.

« Elle était de nature *fibro-plastique* (1), c'est à dire composée de noyaux étroits, elliptiques, de corps fusiformes et de fibres ; des éléments, en un mot, qui sont le passage entre les cellules et les fibres. C'est un genre de tumeur qui a une grande tendance à récidiver sur place (2). »

____

(1) Ai-je besoin de rappeler que M. le docteur Lebert est le premier qui ait attiré l'attention des chirurgiens sur les tumeurs de ce genre, qu'il considérait alors comme des affections purement locales ? Son opinion paraît s'être modifiée depuis.

(2) Nous avons vu plus haut que, malgré la disposition inhérente

Il existait un grand intérêt à contrôler l'analyse microscopique par l'analyse chimique. M. le docteur Lassaigne voulut bien encore se charger de ce travail, qui ne pouvait être confié à de plus habiles mains. Voici le résultat de ses recherches, consigné dans une lettre qu'il fit l'honneur de m'écrire le 24 août 1852 :

« Je viens de soumettre à l'analyse chimique la tumeur que vous m'avez adressée dans les premiers jours de juillet. Cette tumeur, que vous désignez sous le nom de *fibro-plastique*, est composée de *fibrine organisée*, contenant entre ses parties une assez grande quantité de *sérosité sanguinolente*.

« La fibrine que j'en ai retirée par le lavage avait tous les caractères physiques et chimiques de celle qu'on retire du caillot de sang. Elle contenait une petite quantité de matière grasse, que l'éther et l'alcool en ont séparée. Cette tumeur, qui doit son origine aux principes constitutifs du sang, qui se sont organisés, diffère donc des tumeurs graisseuses ou loupes, que vous m'avez fait remettre à diverses époques. »

Je terminerai ce mémoire par l'histoire de l'ablation d'une de ces tumeurs, qui se développent encore assez souvent sur le nez de certains individus que l'on considère assez généralement, sinon comme adonnés à l'ivrognerie, du moins comme étant fort intempérants. Cette condition d'un mauvais régime peut sans doute exercer une influence fâcheuse ; mais on verra cependant, d'après le fait suivant, qu'elle ne doit être considérée que comme une cause occasionnelle, et qu'il faut en chercher la cause efficiente dans le tempérament du malade. De ce même fait ressortira aussi la supériorité, dans les cas de ce genre, de la cautérisation circulaire sur le bistouri, qui aurait déterminé une de ces hémorrhagies *en nappe*, dont on ne se rend maître qu'assez difficilement.

à la nature de ces tumeurs, M. Lallemand n'avait pas vu se reproduire de nouvelles végétations du même genre. Faut-il en faire honneur au mode d'ablation mis en en usage ou à quelque heureux hasard? Voilà ce que je ne saurais encore décider.

Obs. XXXVII. Mme· H..., âgée de cinquante-un ans, encore parfaitement réglée, d'un tempérament éminemment sanguin, de mœurs qui ont toujours été irréprochables et observant un régime très tempéré, sévère même, car elle n'a jamais bu que de l'eau, porte sur la narine gauche une excroissance charnue, du volume et à peu près de la forme d'une petite fève de marais, et dont l'origine remonte à l'âge de quarante-sept ans. C'était, à cette époque, un petit bouton qui, après s'être manifesté tous les mois périodiquement et à chaque époque menstruelle, a fini par être permanent, et a commencé (dans le temps même où la malade était frappée d'apoplexie avec hémiplégie à gauche, persistante encore aujourd'hui) à augmenter chaque année de volume (1).

J'ai pratiqué immédiatement (20 juin 1855) une première cautérisation circulaire à l'aide d'un fil de lin très fin, imprégné d'une solution très concentrée de potasse caustique et étreignant légèrement sa base.

Le 21. Le fil a déjà pénétré profondément dans la substance même de la petite tumeur, qui saigne légèrement, et dont tout démontre la nature vasculaire. Deuxième cautérisation.

Le 22. La tumeur commence à pâlir. Troisième cautérisation.

Le 23. Quatrième cautérisation. Le fil pénètre à une grande profondeur.

Le 25. Cinquième cautérisation. Le fil précédent a pénétré si profondément qu'il m'est impossible de le retirer ; j'applique celui de ce jour par-dessus le précédent. La plaie faite par la ligature suinte continuellement.

---

(1) Le père de Mme H... avait eu la même tumeur, mais sur la narine droite. Elle avait commencé à se développer à l'âge de quarante-neuf ans. Il fut frappé d'apoplexie à l'âge de cinquante ans environ, avec hémiplégie à gauche, et cette maladie n'avait été suivie que d'un rétablissement incomplet ; ce qui ne l'a point empêché de vivre jusqu'à l'âge de soixante-dix ans, en offrant, dans les derniers temps de sa vie, tous les symptômes de la phthisie pulmonaire.

Le 27. La tumeur pâlit de plus en plus et ressemble aujourd'hui presque à un morceau de cire.

Le 29. Application d'une septième ligature par-dessus les deux précédentes. La petite tumeur prend un aspect de plus en plus livide, et elle suinte beaucoup moins depuis que la malade, se conformant en cela à mes conseils, à le soin de n'y plus toucher.

Le 2 juillet. Huitième cautérisation. La tumeur, au moment même où je serre la ligature, commence à se gangréner à sa base.

Le 4. Application d'une neuvième ligature. On voit la coloration en noir s'étendre de plus en plus, et le 5, toute la petite tumeur est frappée de gangrène. Les cautérisations précédentes avaient été fort peu douloureuses ; celle-ci n'excite aucune espèce de douleur.

Le 6. J'applique un dernier fil, puis je tords légèrement la tumeur, qui ne tarde point à tomber, ce qui a lieu sans le plus léger écoulement de sang et sans la moindre douleur. Ensuite je cautérise, avec le crayon de nitrate d'argent, la plaie, qui est grande environ comme une pièce de vingt centimes.

Malgré la désorganisation de la tumeur résultant de l'action de la cautérisation qui, en y suspendant la circulation, la frappe entièrement de gangrène, j'ai pu en faire, à l'aide de la loupe seulement, un examen anatomique qui peut éclairer, ce me semble, sur le mode de développement de ces tumeurs.

D'abord, au centre de la plaie faite par le caustique et qui a succédé à la chute de la tumeur, on aperçoit un fragment du pédicule, qui est évidemment cartilagino-fibreux, et qui va s'implanter sur le cartilage du nez. En fendant la tumeur avec soin, on reconnaît aisément que ce pédicule se prolonge, en s'épanouissant d'abord, dans le centre de la tumeur ; puis, ses irradiations reviennent sur elles-mêmes, de manière à se terminer en pointe, ce qui explique la disposition piriforme qu'ont toujours ces singulières végétations. C'est autour de ce pédicule fibreux que se développe un tissu vasculaire, qui offre une grande analogie avec celui de certains polypes, et qui, lorsqu'on le presse, laisse échapper le sang, à la manière d'une éponge imbibée d'eau. Tout le système vasculaire est nécessairement fourni par les artères dorsales du nez. Ces tumeurs offrent donc un mode de structure intime, très analogue à celui des polypes, mais modifié, dans sa forme extérieure, par la présence de la peau.

Le 10 juillet, la première escharre étant tombée, on aperçoit à son centre, encore plus distinctement, ce point blanc où s'insérait la tumeur et qui est évidemment le cartilage du nez. La plaie est considérablement rétrécie. Nouvelle cautérisation avec le nitrate d'argent, que je renouvelle le 14.

Le 17. La plaie est réduite à un point, la peau et la fibre musculaire ont regagné le terrain qu'elles avaient perdu, et on n'aperçoit plus la cloison. Cautérisation que je renouvelle le 21, par surcroît de précaution. En définitive, cicatrice à peine visible.

Je vois journellement Mme H..., et il ne lui est survenu aucune tumeur du même genre (15 juillet 1857).

Au début de ce modeste travail, j'ai fait remonter à Boyer l'idée première de la cautérisation circulaire ; mais une personne de la société à laquelle j'ai tout dernièrement enlevé, à l'aide de la cautérisation linéaire, une petite tumeur située sur le coronal, m'a prouvé que ce mode d'application des caustiques avait une origine bien plus ancienne, et que, de temps immémorial, on l'employait en Chine pour enlever complétement aux hommes les organes de la génération. Voici, en effet, comment s'exprime sur ce sujet lord Macartney (1), qui fut une fois envoyé en ambassade à Pékin par l'Angleterre :

« Pour arriver à un très grand nombre de fonctions infimes dans le palais impérial, il suffit d'avoir subi la castration. Mais pour garder les femmes de la cour et pour pouvoir même ap-

____

(1) Voyage dans l'intérieur de la Chine et en Tartarie, fait dans les années 1792, 1793 et 1794, par lord Macartney, traduit de l'anglais par J. Castera. Deuxième édition, in-8°. Paris, an VII de la République, t. IV, p. 3 et 5.

procher de leurs appartements, il faut être ce que les Turcs appellent, sans aucun égard à la couleur, un eunuque noir, c'est-à-dire, un être qui a perdu toutes les marques distinctives de son sexe.

« Les lecteurs seront peut-être surpris quand ils apprendront que l'opération qu'on fait pour cela est, quoique très délicate, est exécutée même sur des Chinois adultes, sans compromettre leur vie. Un tel fait est d'autant plus extraordinaire que l'art de la chirurgie est si peu connu en Chine, qu'on n'y fait pas même usage de la saignée, et que l'anatomie y est non seulement ignorée, mais en horreur...

« Ceux qu'on rend eunuques à la Chine peuvent subir l'opération depuis la première enfance jusqu'à l'âge de quarante ans. On dit que, dans ces occasions, on se sert non du fer, mais de ligatures ointes d'une liqueur caustique. Souvent on voit, peu de jours après l'opération, le malade sortir, comme s'il ne lui était rien arrivé, etc. »

Ai-je besoin de faire observer combien, si des expériences faites par des mains habiles venaient sanctionner l'innocuité et l'efficacité du procédé chinois, il serait, sinon pour la castration, du moins pour l'amputation du pénis, préférable au bistouri dont l'application est difficile, à cause de la richesse vasculaire de cet organe, et même préférable au cautère actuel proposé et employé dans ces derniers temps par MM. les docteurs Philippeaux et Bonnet, de Lyon.

FIN.

Paris. Impr. de Moquet, 92, r. de la Harpe.

——

DE L'ACTION DES PREPARATIONS D'OR sur notre économie, et plus spécialement sur les organes de la digestion et de la nutrition. Brochure in-8°, prix : 2 fr.

DE L'OR dans le traitement des maladies scrofuleuses des os. Deuxième mémoire communiqué à l'Académie des sciences. Br. in-8°, prix : 2 fr.

DE L'ACTION EXERCEE SUR NOTRE ECONOMIE par l'extrait aqueux de noix vomique. Broch. in-8°, prix : 50 cent.

DE L'ANALOGIE et des différences entre les tubercules et les scrofules ; mémoire mentionné honorablement par l'Académie de médecine de Paris. Un volume in-8°, prix : 4 francs.

Sous presse

DE L'HYDARTHROSE et de la Tumeur blanche. Mémoire mentionné honorablement par l'Académie de médecine de Paris et honoré d'une médaille d'or par celle de Bruxelles.

——

PARIS. IMPRIMERIE DE MOQUET, RUE DE LA HARPE. 92